活力养生365
——十二时辰养生

主 编 李 莉

副主编 赵艺萌 宋新福

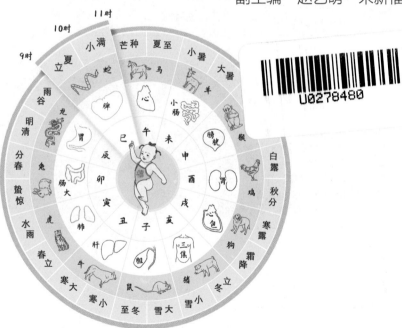

中国人口出版社
China Population Publishing House
全国百佳出版单位

图书在版编目（CIP）数据

活力养生 365：十二时辰养生 / 李莉主编 . -- 北京：中国人口出版社，2022.10

ISBN 978-7-5101-8123-8

Ⅰ . ①活… Ⅱ . ①李… Ⅲ . ①养生（中医）—基本知识 Ⅳ . ① R212

中国版本图书馆 CIP 数据核字（2021）第 231858 号

活力养生 365：十二时辰养生

HUOLI YANGSHENG 365：SHIER SHICHEN YANGSHENG

李莉　主编

责 任 编 辑	刘继娟　张　瑞	
装 帧 设 计	华兴嘉誉	
插 图 设 计	张秋霞　万　艺　游艺爽	
责 任 印 制	任伟英　王艳如	
出 版 发 行	中国人口出版社	
印　　　刷	北京柏力行彩印有限公司	
开　　　本	880 毫米 ×1230 毫米　1/32	
印　　　张	8.25	
字　　　数	157 千字	
版　　　次	2022 年 10 月第 1 版	
印　　　次	2022 年 10 月第 1 次印刷	
书　　　号	ISBN 978-7-5101-8123-8	
定　　　价	56.00 元	

网　　　址	www.rkcbs.com.cn
电 子 信 箱	rkcbs@126.com
总编室电话	（010）83519392
发行部电话	（010）83510481
传　　　真	（010）83538190
地　　　址	北京市西城区广安门南街 80 号中加大厦
邮 政 编 码	100054

　　人因自然而生，人与自然环境同处于一个生命共同体，道法自然，天人合一，是中国传统哲学的主流观念，具有人与自然和谐共生的意蕴。人在地球上，和地球是一体的，如果人道循环跟不上天道循环，就会发生问题。百病就是来自于人道循环和天道循环的差异。同样，百病的康复，也是来自于人道循环和天道循环的和谐。

　　作为中国文化主流的道家和儒家都主张天人合一。道家提出了天大、地大、道大、人大四者相统一的"四大"思想，要求"道法自然"。儒家提出了天时、地利、人和三者相统一的"三才"思想，要求"与天地相参"。"三才"即天、地、人三者构成的系统，"与天地相参"即人类遵循自然规律形成的人与自然和谐共生的境界，或可称为"致诚配天"。客观无妄的"诚"是天道运行法则，诚实守信的"诚"是人道准则。以诚实守信之心对待客观无妄的自然，即可实现人与自然的和谐共生。

　　地球围绕太阳转的轨道是万年不变的，这是天道，它是不以人的意志为转移的，月球的引力能引起潮汐现象，能使宽广无垠的海平面产生巨大的变化，太阳的质量是月球的两千多万倍、体积是月球的六千多万倍，太阳的质量是地球的三十多万倍、体积是地球的一百多万倍，你的质量和体积占地球的几分之几呢？那么太阳对地球以及生活在地球上的人类影响力有多大，我们可以想象得出。如果任性熬夜、恣意酒肉，与自然规律背道而驰，就是在和太阳的引力拔河。

"天育物有时""天人同道""天人同构""天人合一"的思维方式很重要。尊重天时是实现自然可持续性和人类可持续性的基本保证，遵循天时（月令）是天人合一的直接要求。"与天地相参"，遵循"天时"，顺应自然规律，起居有时，勿妄作劳，才能让我们更加健康。

我们常讲"要早睡早起""睡眠是第一大补""睡眠是天补，人补不及天补""睡眠占养生的十分之七"等。然而，只要多睡觉，睡到自然醒，身体就能健康吗？

很多人都有这样的感觉，从晚上睡着到早上醒来，感觉时间过得很快，而如果是白天睡觉的话，即便是很困，感觉睡的时间很长了，一觉醒来发现不过才短短的两三小时。这是因为晚上睡觉的时候，上为阳，下为阴，升浮为阳，沉降为阴，巨大的引力是向下属阴的，人的阳气是沉降属阴的，所以晚上人们睡眠敛阴的时间就长，人睡得就熟、沉。

相反，白天的时候，自然界的阳气在上，人的阳气也是升浮属阳的，人睡觉的状态就会很浅，无论从时间、质量还是健康效果等方面，都无法与晚上的睡眠相比较。

"起居有时，勿妄作劳"，讲的就是顺应自然规律的重要性，正如睡眠不是时间问题，睡够了八九个小时，身体就健康了，而是一个时间段的问题，晚9点到凌晨3点为日冬，冬主避藏，阳气要进入冬眠期，是"金不换"的睡眠时间，人在这个时间段里睡觉，就等于把自己送上了天地运行的这部车，搭上这部车，人就会健康；错过这部车，你晚睡 1 小时，那么你第二天多睡三小时也补不回来。如同十年寒窗，就是为了高考的那几个小时，如果你在考试的那段时间迷糊，其他时间再清醒也是无济于事的。

一年分四季，我们知道春种秋收，没有春天的播种就没有金秋的收获，也知道"春夏养阳，秋冬养阴"。那么对于一天而言呢？一天也是一年的浓缩，凌晨 3 点到上午 9 点为日春，9 点到 15 点为日夏，15 点到 21 点为日秋，21 点到凌晨 3 点为日冬。日春时，阳气从肝生出，就像春天播种下庄稼的种子；日夏时，阳气在心里长，庄稼在阳光的照射下苗壮成长；日秋时，阳气渐渐地往肺里收，庄稼成熟了，要秋收割麦子；到了日冬，阳气要完全藏进肾里面去，收获的庄稼装袋入库，来年也就是第二天再播种，这是阳气一天的生长收藏的过程，如环无端，少了任何一个环节，都不会有好收成。

早起升阳相当于日春的播种，早睡藏阴相当于金秋的收获，如果没有早起，一方面是日春没有播种，日秋就没有收成；另一方面，能量是守恒的，体内的阳气没有转化为清气生发出去，就会转为火气，体内邪火大，人的脾气就暴躁，邪火进而转化为火气和浊酸，浊酸蚀肾。肾藏精，先天之本的肾被腐蚀坏，那就无力回天了。

人力、药力，不及天力，人在天地之间只是一粒微尘，只有和自然融为一体，才会"长生久视"。我们很多人都会背"人参味甘，大补元气，生津止渴，调荣养胃"，用对了，人参是救命之良药；用得不对，就是致命毒草。正如人参一样，睡觉、吃饭、运动是我们每日所必需的，睡好、吃对、适时运动就会健康长寿。

随着社会的发展，竞争的加剧，生活压力越来越大，人们忙于学习、考试、答辩、竞聘、冲业绩……越来越没有时间关心一下自己，更没有精力去研究该怎么做。尤其是随着互联网的发展，各种养生博主众说纷纭，甚至相互矛盾，真假难辨，让大家如何选择，成了摆在众人面前的一道难题。

人体如一架运行精确的仪器，每个时辰都有对应的值班脏腑。我们所要做的，就是顺应天时，只有这样方能达到"天人合一"的养生境界，让自己活到天年。正所谓"药补不如食补，食补不如天补"，本书从顺应自然规律的角度，以每天十二时辰为立足点来解读最佳的睡觉、吃饭、运动的时间段，为所有期盼健康长寿的亲人、朋友以及有缘的小伙伴提供可以"天补"的有益参考。

然篇幅有限，不能涵盖顺应自然的所有方面，加之作者功修尚浅，不妥之处，也请朋友们不吝赐教。

2021 年 12 月 22 日于北京

目 录

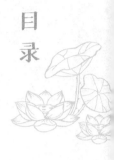

第十二章 亥时养生（21:00～23:00）

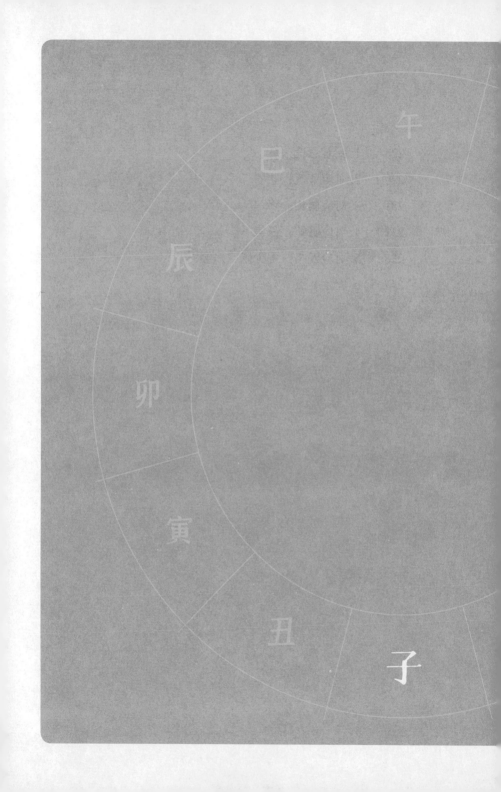

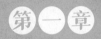

第一章
子时养生
（23：00~1：00）

1 子时总论

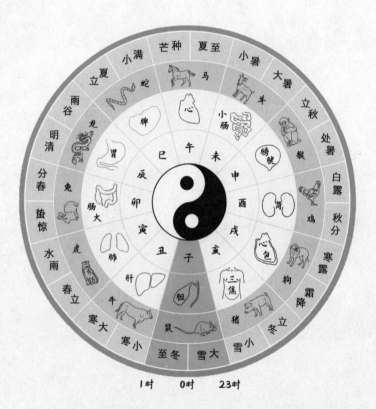

子时：十二时辰的第一个时辰，晚上 23 点至凌晨 1 点，此时足少阳胆经（简称胆经）当令。又称子夜、中夜。

子时，新的一天的开始，一阳初生、阳气生发、活力最强但势力最弱。

人的所有活动，都是在释放能量，只有当晚上我们睡眠好的时候，才是回收能量的时候。如果晚上只充了 50% 的电，白天却要释放 100% 的电，另外 50% 的电从哪里来？答案是从我们身体的五脏借来。

五脏在古书中为五藏，是藏的意思，藏的是人体的精华，如果你总是借，一般人借 15 年身体就垮了，所以我们常说，年轻的时候身体什么不适感都没有，一到四五十岁，疾病就全来了。其实这是有很长一段由量变到质变的转化时间的。

这里尤其强调的是睡眠好的时候，即全身心真正放松、深度睡眠的时候，也就是心肾相交、水火既济的最佳状态，放松得越好，积蓄的能量就越多，阳气生发得就越好，活力越强；白天人体的分析思考能力、判断能力、预知能力、创造力和灵感就会自然生发出来，也会有我们期盼的心流状态的出现。

如果在子时之前，也就是前一天晚上的亥时（21：00 ~ 23：00），我们没有进入深度睡眠或者入定状态，那么将很有可能错过"一阳初生"的最佳时间。

我们来看一下小篆的"子"字：

用挥舞的双手和大大的脑袋来表示婴儿之形。《尔雅·释天》说："大岁在子曰困敦。"困，考其"木"在"口"中的象形，借为小儿襁褓之意；敦，勉之意，助其向上成长。困敦，就是说小儿始生，需要精心保护，以利其成长。

所以，人如果不讲求作息，在子时劳作无度，甚至烟、毒、酒、色袭身，很容易使胆气受到伤害，从而影响全身气血的条畅。因此，人应该在子时前，即亥时上床睡觉，于子时进入熟睡状态，通过良好的睡眠顾护胆气，为全身脏腑功能的发挥创造良好的基础。

有句话说得好："胆有多清，脑有多清。"凡在子时前入睡的人，第二天早上往往面色红润，头脑清晰。反之，在阳气初生的子时还没有进入休息状态者，第二天的状态就不会太好，有面色青白、头脑发涨、口气不佳、口苦咽干、不思饮食，或产生食积不化等症状。日久容易生胆囊炎、胆结石一类病症。

② 对应节气：冬至

【阴极之至，阳气始生】

冬至是中华民族的一个传统节气。在春秋时代，中国就已经开始用土圭观测太阳，测定出了冬至，它是二十四节气中最早制定出的，时间在每年的公历 12 月 21 日至 23 日。

一阳来：古人将冬至分为"三候"，传说蚯蚓是阴屈阳伸的生物，此时阳气虽已生长，但阴气仍十分强盛。土中的蚯蚓仍然蜷缩着身体；麋与鹿同科，却阴阳不同，古人认为麋的角朝后生，为阴，而"冬至一阳生"，麋感阴气渐退而解角。《后汉书》中有这样的记载："冬至前后，君子安身静体，百官绝事，不听政，择吉辰而后省事。"冬至前后，朝廷上下要放假休息，军队待命，边塞闭关，商旅停业，欢乐地度过一个"安身静体"的节日。

子时相当于一天中的冬季，这个时间睡觉，养生发之气。因为冬季主藏，冬季不藏，春夏不长，即第二天没有精神。子时把睡眠养住了，对一天的工作、生活至关重要。

人身气机遵循"子后则气升，午后则气降"的规律，子时气血流注于胆经，也就是脏腑功能取决于胆气是否生发。子时是一天中最黑暗的时间，阳气开始生发，需要足够优质的睡眠以保证胆经获得充足的能量。胆气生发起来，全身气血才能随之而起。

③ 对应属相：鼠

我们中国人都熟悉的十二生肖：子鼠、丑牛、寅虎、卯兔……排名第一的是"子鼠"，为什么是"子鼠"呢？子是十二地支的开头，与鼠是怎么结合到一起的呢？

关于这个问题，我们可以从两个方面来认识：一方面从现实中鼠的属性来认识。大家都知道，鼠总是在夜间出来活动，但它并非像很多动物一样天黑就行动，而是到夜深人静时才出来。鼠出来活动的时间为夜半之时，与子时在时间上吻合，而且子时天地相交，阴阳交接，黑夜和白昼再次开始渐渐转化，成为一个分水岭，如天地处于初开之际，而只有鼠才有本领将混沌一团的天地"咬开"。另一方面应用"鼠咬天开"之说，子时阳气发动，万物得以滋生，鼠有开天滋生万物之功。而子时的阳气尽管还很赢弱，但属于生发之气，也有如鼠一样旺盛的生命力和繁衍生化的能力。此时的阳气是一种近乎于"母气"之物，所以，"子时"和"鼠"结合了起来。

人体的生发之气是从什么时候开始的呢？

是从子时，即夜里11点至凌晨1点。这一时辰是阳气发动，万物滋生的时候。有过熬夜经历的人们知道：晚上九十点钟的时候会感觉非常困，但是过了11点后，人们反而能感觉到自己变得精神了，为什么呢？就是因为11点以后的这个精神，来自身体内部阳气的发动。

子时，阳气生发起来，尽管像老鼠一样微小，但是生命力强劲。其实磨刀不误砍柴工，只有我们睡好了，第二天才会精力充沛。为什么要熬夜呢，熬夜后你第二天精神不好，还会影响工作效率。可惜现代人很少能在夜里11点前就睡觉，因为晚上总有很多事情要做。要知道，人生如同跑马拉松，只有坚持到终点的人，才有可能成为真正的胜利者；只有事业和健康兼顾的人，才能成为最后的赢家。睡眠养生是对生命的充电，也是最简单的养生方法。

我们提倡要睡子午觉，子午觉就是子时大睡，午时小睡。子夜11点至凌晨1点是阴阳大会，称为合阴时间，万民皆卧，大家都睡觉了，在这个时候进入熟睡状态，养生的效果是最好的。子时前入睡者，第二天早晨醒后头脑清晰、气色红润、没有黑眼圈。反之，常于子时内不能入睡者，则气色青白、眼眶昏黑。

④ 对应脏腑：胆

胆有多清，脑有多清 —— 好好睡觉才是硬道理

子时是阳气发动，万物滋生之时。中医理论认为：人身之气机，从子时生发。所谓"子后则气生，午后则气降"。"肝之余气，泄于胆，聚而成精。胆为中正之官，五脏六腑取决于胆。气以壮胆，邪不能侵。胆气虚则怯，气短，谋虑而不能决断。"《黄帝内经》说："凡十一脏，皆取决于胆也"，也就是脏腑功能都取决于胆气能否生发。可见，胆对于人体的重要性。胆经运行好坏对于人的情绪、判断能力和临场随机应变能力等都有一些影响。胆经循行异常，身体恐将出现耳鸣、口苦、咽干、头晕目眩、胸胁疼痛、失眠多梦、胆怯易受惊吓等症状。

《黄帝内经》指出："胆者，中正之官，决断出焉。凡十一脏，皆取决于胆也。"这句话意思是说，胆是主决断的，好比一个国家的司法部门，司法部门是决断各种纠纷的部门，这种决断力是需要胆识的，所以一个人的胆识大不大直接受制于胆的功能。

什么是"中正"呢？比如说，左是阳右是阴，胆就在中间，它是交通阴阳的枢纽，维持着人体内部的平衡。胆功能正常，我们的身体就健康；胆功能出了问题，人就显得虚弱不堪了。

五脏六腑为什么取决于胆？按大多数人的想法，应该是心排

第一，《黄帝内经》为什么把胆提到那么高的位置呢？在人体内部各系统里，由心带领各系统进行运转，胆调动刺激各个内脏的活动，胆气升，五脏旺，没有胆的刺激、督促、监督、鞭策，身体内部系统的运转速度、效率会慢慢降低，有的系统可能还会捣乱。虽然是心主神明，但是如果没有胆做监督，心也会慢慢地变糊涂。先偶尔出现听力下降，再到后来心的领导能力越来越弱，内部的各个系统会各自为政，各个元神魂、魄、意、志等开始占山为王，而不接受统一协调的命令，甚至会互相克制而互相残杀，出现一些脏腑及所控制的领域很强大，导致其他脏腑及其领域被克制住。此时潜伏的疾病开始在弱小的地方发作，"内战"一打，身体内部的抵抗能力下降，身体外部的各种病毒也开始进军，"侵略"战争打响。

同时，胆的好坏也会影响到胆汁的分泌疏泄，而胆汁的分泌疏泄又会影响到食物的分解，食物分解的好坏影响到食物营养成分的吸收与转化，而营养成分的吸收转化又直接影响到人体能量的补充供给，能量补充供给又影响到其他脏腑的能量需求（五谷、五味、五畜、五禽、五色等入五脏）。由此而论，"凡十一脏，皆取决于胆也"便不是一句空话了。

⑤ 对应经络：足少阳胆经

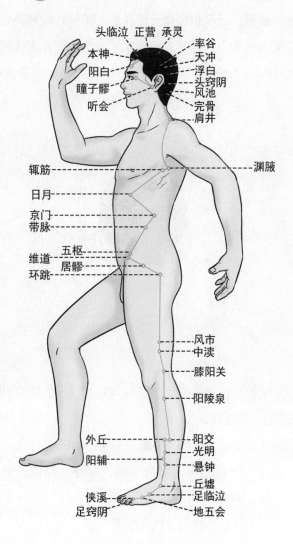

头临泣　正营　承灵

本神
阳白
瞳子髎
听会

率谷
天冲
浮白
头窍阴
风池
完骨
肩井

辄筋　　　　　　　　　　　渊腋

日月

京门
带脉

维道　五枢
　　　居髎
环跳

风市
中渎
膝阳关
阳陵泉

外丘
阳辅

阳交
光明
悬钟
丘墟
足临泣
地五会

侠溪
足窍阴

足少阳胆经简称胆经，是人体十二经脉之一，共四十四穴。原穴为丘墟穴，络穴为光明穴，少阳是阳气初生的经络，属胆，络肝，与心有联系，肝胆相表里。胆经是人体循行线路最长的一条经脉，它从人的外眼角开始，沿着头部两侧，顺着人体的侧面向下，一直到达脚的小趾和小趾次指（即第4足趾），几乎贯穿全身。

【风池——子时"护身符"

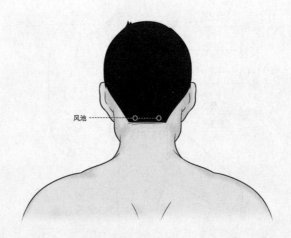

风池

定位: 在项部，当枕骨之下，与风府相平，在胸锁乳突肌上端与斜方肌上端之间的凹陷处。

主治: （1）头痛，眩晕，失眠，癫痫，中风。

（2）目赤肿痛，视物不明，鼻塞，鼻衄，鼻渊，耳鸣，咽喉肿痛。

（3）感冒，热病，颈项强痛。

按摩手法: 取端坐或站立姿势，用拇指或食指指腹按摩脑后的风池穴。每天按摩 3 次，每次按摩 10 下。

每天坚持按摩双侧风池穴，能有效地防治感冒。无感冒先兆时，按压风池穴酸胀感不明显。如果酸胀感很明显，说明身体极易感冒，此时就要勤于按摩，且加大按摩力度。当出现打喷嚏、流鼻涕等感冒症状时，按摩此穴可缓解症状。

【 肩井 —— 熬夜加班的"救星"

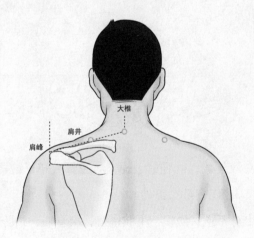

定位: 在第 7 颈椎棘突与肩峰最外侧点连线的中点。

主治: （1）头痛，眩晕，颈项强痛，肩背疼痛，上肢不遂，瘰疬。

（2）乳痈，乳汁少，难产，胞衣不下。

按摩手法: 用食指点按肩井穴，或将大拇指与其余四指相对，提捏对侧肩井部肌肉，左、右各 5 分钟。注意，高血压患者不宜长时间刺激。

肩井穴对于长期坐在电脑前加班或熬夜的上班族而言是个"大救星"。此穴可以很好地缓解肩背疼痛、头颈酸胀等不适症状。

【 环跳 —— 帮助双腿放轻松

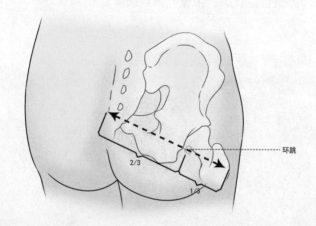

环跳

定位：在股外侧，侧卧屈大腿，当股骨大转子最凸点与骶管裂孔连线外 1/3 与中 1/3 交点处。

主治：半身不遂，瘫痪，下肢痿痹，腰脊痛，腰胯疼痛。

按摩手法：取站立或侧卧位，用中指点按环跳穴，或者手握拳，用小指侧拳面敲打环跳。按压时将左右拇指分别置于左右环跳穴处用力按揉3分钟，以局部产生酸胀感，并向下肢放射为佳。

环跳穴，顾名思义就是与下肢的跑跳有关。从解剖角度而言，这个穴位联系着身体的坐骨神经，所以对于久坐的人群来说，敲打此穴可以疏通下肢气血运行，增加下肢肌力。对于坐骨神经痛患者，可以将虎口展开，拇指放于膝上，其余四指放于腘窝处，从膝上划向环跳穴。

阳陵泉——胆囊炎的"止痛剂"

定位：在小腿外侧，腓骨前下方凹陷处。

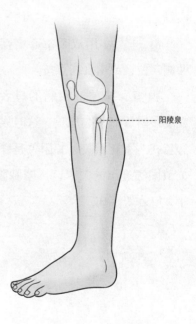

阳陵泉

主治：（1）黄疸，口苦、呕吐，胁肋疼痛。

（2）下肢痿痹，膝肿痛，脚气，肩痛。

按摩手法：正坐，垂足，大约成90度，上身稍微前倾，用右手的手掌轻握左脚膝盖的前下方，四指向内，大拇指向外，大拇指弯曲，用指腹垂直揉按，有酸、胀、痛的感觉。先左后右，两侧穴位每次各揉按1～3分钟。

阳陵泉是胆经很重要的一个穴位，如铁路上的一个交通枢纽，是十二经络的"筋会"，不仅主管身体的筋骨屈伸，还主治胁肋疼痛，对于胆囊炎诱发的疼痛有较好的止痛效果。

膝阳关——膝关节的保健穴

定位：在膝外侧，阳陵泉上
3寸，股骨外上髁上方凹陷处。

主治：膝肿痛，腘筋挛急，
小腿麻木，膝关节炎，下肢瘫
痪等。

按摩手法：用双手掌心摩擦
两侧穴位，或用食指点按。

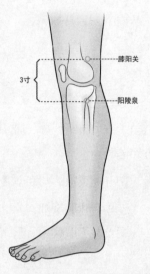

很多有膝关节疾病的患者
在凌晨时疼痛感会加重，这时候
您就找一下膝阳关。膝阳关是膝
关节阳气进出的关卡，按摩膝阳关可以治疗膝盖腘窝肿痛拘急、
小腿麻木等疾病。

足窍阴——失眠就找它

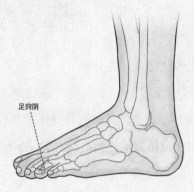

定位：位于人体的第4趾末节外侧，趾甲根角侧后方0.1寸。

主治：（1）目赤肿痛，耳鸣，耳聋，咽喉肿痛。

（2）头痛，失眠，多梦。

（3）胁痛，足跗肿痛。

（4）热病。

按摩手法：抬起左脚蹺放在座椅上，伸出左手，轻轻握住左脚的脚趾，四指在下，大拇指弯曲，用指甲垂直轻轻掐按穴位，用大拇指的指腹按揉穴位，会有酸、胀、痛的感觉。先左后右，两侧穴位每次各按揉1～3分钟。

足窍阴是胆经的"井穴"，是胆经经气的源头，如同一口深井，源源不断地输送能量，鼓舞经气在体内正常运行。

足临泣 —— 缓解疼痛就找它

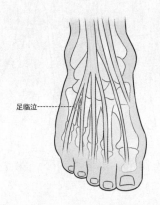

足临泣

定位：位于足背外侧，第4、5跖骨底结合部的前方，第5趾长伸肌腱外侧凹陷处。

主治:（1）偏头痛，目赤肿痛，目眩，目涩。

（2）乳痛，乳胀，月经不调。

（3）胁肋疼痛，足跗肿痛。

（4）瘰疬，疟疾。

按摩手法: 手指按压足临泣治疗肋间神经痛，手指按压时只要在这两处穴位上，一面缓缓吐气，一面轻压6秒钟，左右各按压10次即可缓解疼痛。

日月——治疗慢性胆囊炎的特效穴

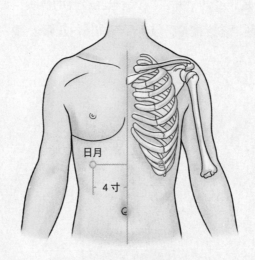

日月

4寸

定位: 位于人体上腹部，当乳头直下，第7肋间隙，前正中线旁开4寸。

主治:（1）黄疸，呕吐，吞酸，呃逆，胃脘痛。

（2）胁肋胀痛。

按摩手法 每天按摩日月穴 5 分钟，可以让胆囊时刻保持健康。除了按摩日月穴以外，按摩阳陵泉穴、胆囊穴对于治疗急慢性胆囊炎也有一定的作用。

风市 —— 治疗风邪的要穴

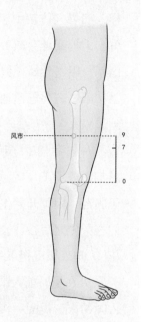

风市

9
7
0

定位 在大腿外侧部的中线上，当腘横纹水平线上 9 寸（当髌底水平线上 7 寸）。

主治 （1）下肢痿痹腰腿痛，半身不遂。

（2）遍身瘙痒，脚气。

按摩手法 每天捶打风市穴 200 下，以激活下肢的阳气，把血液输送到足部。"寒从足底生"，足无风寒之袭，人无风寒之忧。

6 养生要点

养成早睡早起的好习惯

"法于阴阳，和于术数"是《黄帝内经》的养生总原则，本义就是要顺从自然规律。阴阳的变化是一种自然现象。白天属阳，夜晚属阴，阳主动，阴主静。所以白天工作，夜晚休息。我们的生活与工作，要与外界的大环境相融合，这就是法于阴阳，

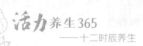

顺从自然的规律作息。

《黄帝内经·生气通天论》中说："阳气者，若天与日，失其所则折寿而不彰。"意思是说，人体的阳气就和天上的太阳一样，如果人体缺少了阳气，就好像自然万物缺少了阳光的照耀，就会夭折或者会减寿。当天地运转到子时的时候，阴气开始慢慢消耗，阳气开始慢慢生发，生命力是最强劲的。如果你此时去睡觉，阳气就会迅速地生发起来，护卫我们的身体。所以说子时睡觉最相宜。

一般我们吃了晚饭后，到了九十点钟就开始有昏昏欲睡的感觉，过了11点就又来了精神，这是因为到了11点，气血流注于胆经，胆气开始生发，胆气生发，全身气血随之而起。平时我们在久坐之后往往会站起来伸个懒腰，实际上就是在给胆经"施压"，迫使阳气得以生发。

人在子时前入眠，胆方能完成代谢。凡在子时前 1～2 小时入睡的人，晨醒后头脑清晰、气色红润。反之，经常子时前不入睡者大多面色青白，特别是胆汁无法正常新陈代谢而变浓结晶，犹如海水中的水分蒸发后盐分浓而晒成盐一般，形成结石一类病症，其中一部分人还会因此而"胆怯"。

与日俱兴 —— 敲打胆经

飞机、汽车、轮船以及任何电器工作时都有个共性，那就是需要能源。无论是石油、电能还是太阳能，有了能量飞机才能翱翔、汽车才能奔驰、轮船才能航行。

人体也一样，有足够的生物能才能让我们的机体正常运转。人体的生物能来源于我们常说的血气能量，气能包括先天的真能和每日可以获得的阳气能，如同人体每日运动增加的人体电能，主要通过卯时的运动获得，也就是早起运动养阳气的原因，具体将在下面的章节中来论述。

这里要讨论的是如何养阴，即如何保证人体气血能中"血"能的供应，这也是达到健康的重要基础。

成年人主要由骨髓造血。骨髓中产生造血干细胞，造血干细胞再分化成各种原始血细胞，再由这些原始血细胞分化成各种血细胞，如红细胞、白细胞、淋巴细胞和粒细胞等。

成年人人体造血有两个最重要的条件：足够的原材料和骨髓造血。原材料主要靠人体吃进去的丰富的食物，经由胆汁的化学作用分解成人体造血所需要的蛋白质，并能很好地吸收。这里面突出两点：丰富的食物和消化吸收。

当代人所吃的食物来源丰富，但吃进去的食物能否被吸收是个问题。如果缺少胆汁的分解，吃进去的食物则无法分解成造血所需要的足够材料。胆汁是从肝中分泌出来的，胆囊则是储存及控制胆汁分泌的器官。因此，如果胆汁分泌不足，则食物被分解成可供人体吸收的蛋白质就不够，当然也就不能提供人体造血所需的足够材料了。胆功能不好的症状有很多，最明显的就是长白头发，这是由于人体的能量不足所致。中医有一句话："发乃血之末。"油性头发也是另一种症状，这是由于胆汁分泌不足，无法有效分解吃进去的油脂，加上肝热的因素，就从头排出来油了。

从中医五行相生相克的理论来说，胆属木，肺属金，金克木。肺的实证会克制胆功能的运行，进而压制胆汁的分泌。缺少胆汁的分解，吃进去的食物无法分解成造血所需要的足够材料。

所以，要解决胆的问题，必须先将肺的问题解决，而肺的问题，必须要有足够的血气，人体的自我修复系统才能发挥功效。

当脏腑功能不佳时，刺激其相关的经络，可以强化经络的机能。因此，解决胆功能不佳的最好方法，就是敲打胆经。

胆经是一条从头循行到脚的经络，多数经络都和其他经络相邻，唯独在大腿外侧的一段，只有一条胆经，而且这段胆经敲打起来最为顺手。因此，我建议朋友们每天都敲胆经。

敲胆经会直接刺激胆汁的分泌，这是治标的方法，没有立即解决胆或肺的问题，而是直接刺激胆经强迫胆汁分泌，使人体能够生产足够的材料，血气能够逐渐上升。也是由于这个原因，在肺和胆的问题没有完全解决之前，敲胆经就成为每天必要的功课。

敲打方法

每天上午在大腿外侧的三个穴位（环跳穴、风市穴、中渎穴）用力敲打，每敲打四下算一次，每天敲打双侧穴位各五十次，也就是双侧各两百下。由于大腿肌肉和脂肪都很厚，因此在敲打时必须用力，且以每秒大约两下的节奏敲打，才能有效刺激穴位。

敲打目的:

通过刺激胆经，强迫胆汁的分泌，提升人体的吸收能力，从而为人体提供造血系统所需的充足材料。

敲打时间:

利用白天的时间，尤其是上午，敲打胆经是最佳的进补方式。注意晚上 11 点以后不可以再敲打。晚上 11 点至凌晨 1 点是气血进入胆经的时候，敲打胆经不应该在这个时间段进行，对身体不利。

额外效益:

由于敲打胆经可以使胆经的活动加强，将大腿外侧堆积在胆经上的垃圾排出，因此，这个动作会使臀部和大腿外侧的脂肪减少，坚持 1 ~ 2 个月就会感觉裤腿变宽了。

敲打胆经可以提高人体的吸收能力。有些白头发会脱落再长出黑头发，有些直接转黄，再转黑。油性头发的人，则需要很长一段时间才能改善。年轻时是油性头发，年老后转成干性头发的人，会先转回油性，再慢慢转回正常的头发。这些变化都很慢，大约是当初变化时间的十分之一。多数人的疾病是三四十年时间的累积所造成，因此要用三至五年的时间才能将之转回来。

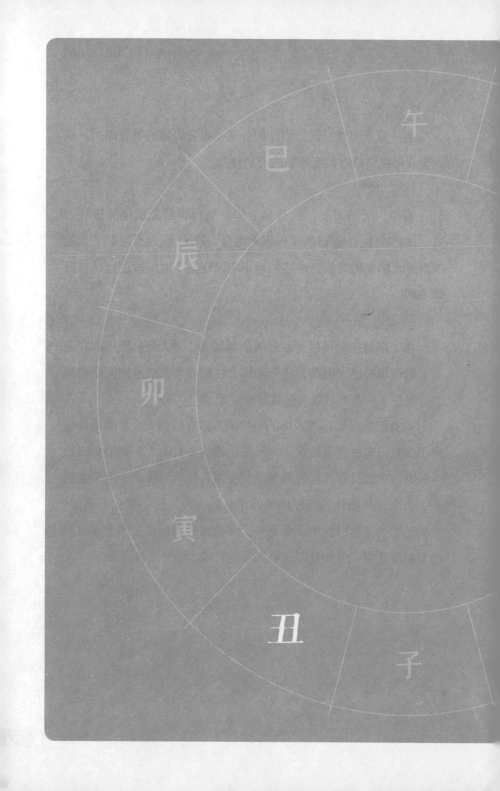

第二章

丑时养生
（1: 00~3: 00）

1 丑时总论

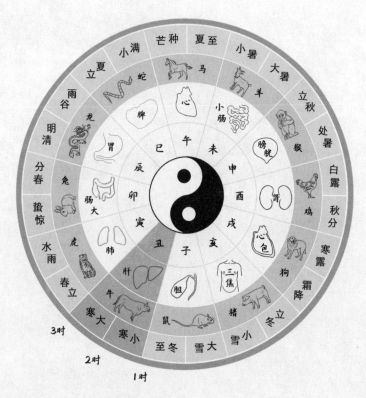

丑时：十二时辰的第二个时辰，凌晨 1 点至凌晨 3 点，此时足厥阴肝经（简称肝经）当令。又称鸡鸣，荒鸡。

我们来看一下甲骨文的"丑"字：

甲骨文的"又"代表着手的意思，甲骨文的"丑"就是在甲骨文的"又"的基础上加了一横，表示与手指有关的动作，与自然状态下的手指弯曲有所不同，更像是对初生婴儿小手的描绘。婴儿出生后的一大特征是五指紧握，小拳头握得紧紧的，很难把它分开，好像人到这个世界上就立刻要抓住点什么。同时，"丑"的形象又好似被勒住的手，表示约束之意。

肝藏血，肝是将军之官，是主谋略的。人的思维和行动要靠肝血支持，废旧的血需要淘汰，新鲜的血需要产生，这种代谢通常在肝经最旺的丑时完成。

一个人的聪明才智能否充分发挥，全看肝气是否充足。而让肝气充足畅通，就要配合肝经的工作。有些人经常失眠，这可能就是肝经有问题。中医里讲心主神、肝主魂，到了晚上，神和魂都该回去的，但是神回去了魂却没有回去，这就叫"魂不守神"。

2 对应节气：大寒

大寒是二十四节气中的最后一个节气，每年1月20日前后太阳黄经达300°时为"大寒"。大寒，是天气寒冷到极点的意思。《授时通考·天时》引《三礼义宗》："大寒为中者，上形于小寒，故谓之大……寒气之逆极，故谓大寒。"这时寒潮南下频繁，是我国大部分地区一年中最寒冷的时期，风大，低温，地面积雪不化，呈现出冰天雪地、天寒地冻的严寒景象。诗云："蜡树银山

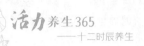

炫皎光，朔风独啸静三江。老农犹喜高天雪，况有来年麦果香。"
过了大寒又立春，即迎来新一年的节气轮回。

③ 对应属相：牛

在丑时这个阶段，子时开始生发的阳气还在继续生发，子时开始衰退的阴气还在继续衰退。不过，中医养生理论认为，阳气的生发并非随心所欲、毫无限制。因此，必须有所收敛，不可能升而不降。在中国传统文化里，人们习惯用"丑牛"来揭示丑时升中有降的现象。在十二生肖中，"牛"堪称最温和、最有力的动物，无论是耕地还是拉车，都少不了它。

在丑时，肝经开始接替胆经进入工作状态，肝主管的是全身气血的运行。《黄帝内经》中有"人动则血运于诸经，人静则血归于肝脏"。当人体处于运动状态时，机体对血液的需求量迅速增加。为了确保机体所需要的能量，肝就排出储藏的血液，气血便在经络上运行。当人体处于静养状态时，机体所需要的血量显著减少，大量血液便自然储藏于肝中。因此，肝具有储藏血液、调节血量的特殊功效。从这个意义上说，肝恰似一个血液储存库。此外，肝不仅藏血，还主筋。这里的"筋"，是指具有弹性的韧带、肌腱等。筋要想保持足够的弹性，就需要得到大量的血液的滋润。由此可见，筋的状况直接与肝有关。

众所周知，肝还有排毒的功效，肝堪称人体最大的解毒器官。实际上，人体每天都会接触甚至摄入不少有毒物质，这些有毒物质如果不能及时清理出去，就会严重危害到人体健康。

那么，肝是如何将这些有毒物质清理出去的呢？首先，肝会对这些有毒物质进行分解。然后，肝会将分解后形成的有害物质分泌到胆汁或血液里，再通过胆汁或血液排出体外。这个过程看似简单，实际上却异常复杂。在肝解毒的过程中，充足的气血为人体提供了所需的能量，起到了关键作用。肝工作一天之后，同样需要有一个新陈代谢的过程，用再生的新鲜血液逐渐淘汰陈旧的血液。丑时，气血流经肝脏，进行的正是这种新陈代谢的工作。如果这时候人们还不休息，人体的血液就会不停地在经脉上运行，导致无法回归肝脏进行代谢。打个比方，肝就像人体的血液银行，可以随时支取，但也需要随时存入，如果每天透支，使得肝长期处于高负荷运转状态，人就很容易生病。

4 对应脏腑：肝

丑时肝经最旺。中医理论认为"人卧则血归于肝"。如果丑时人们不入睡，肝还在输出能量支持人的思维和行动，就无法完成新陈代谢。所以到了深夜，千万别去酗酒，千万别沉迷于游戏。这个时候人体需要休息。丑时前未入睡者，往往面色青灰，情志倦怠而燥，易生肝病。

《黄帝内经》认为肝是将军之官，是主谋略的。一个人的聪明才智能否充分发挥，全看肝气足不足。而让肝气充足畅通，就要配合肝经的工作。有些人经常会失眠，这可能就是肝经出现了问题。解决的办法就是按摩肝经。

肝的两大功能

（1）主藏血

肝主藏血，一部分是滋养肝本身，另一部分是调节全身血量。如果滋养肝的血液不足，人就会感觉头晕目眩、视力减退。肝调节血量的功能主要体现在：肝根据人体的不同状态，分配全身血液。当人从安静状态转为活动状态时，肝就会将更多的血液运送到全身各组织器官，以供所需。当肝的藏血功能出现问题时，则可能导致血液逆流外溢，并出现呕血、衄血、月经过多、崩漏等病症。

（2）主疏泄

肝具有疏通的特性。气为血之帅，肝气疏通、畅达，血就能顺利地流向身体各处，如果肝气瘀滞，则血流不畅，不能供给全身，就会产生全身乏力、四肢冰冷等症状。如果肝气长期瘀滞，全身各组织器官长期供血不足，影响其生长和营运功能，体内的毒素和产生的废物不能及时排出，长期堆积在体内，就会发展成恶性肿瘤，也就是我们所说的"癌"。

【怒伤肝

"肝者，将军之官，谋虑出焉。"

在人体心、肝、脾、肺、肾五脏中，肝是将军之官，是武将之首，主怒。作为将军之官，肝是专门为身体打仗的，所以肝很容易受到伤害。

《黄帝内经》说怒则气上，这里气指气机，是说生气时会使气机向上。从气机的升降运行来看，由于肝主疏泄，肝气宜条达舒畅，柔则血和，怒则气上，气机逆行，血随气涌。肝经跟着受累，两胁疼痛，胀闷不舒。患者轻则头晕，重则昏仆。人发怒时，通常会面红耳赤，这是气血上涌的缘故，气上严重的时候甚至头发也根根直立，所以有成语怒发冲冠。如果遇到令人非常愤怒的事情，这个时候就会觉得血往上涌。所以有心脑血管方面疾病的人就一定要注意，千万不要发怒。《黄帝内经》说："大怒则形气绝，而血菀于上，使人薄厥。"生气所导致的后果不止这些。

但人非圣贤，哪有不生气的道理？如果做不到不生气，那么至少要做到生气后把火气发泄出来，把"火"窝在心里，会比发脾气更伤肝。所以，当别人冲你发脾气时，自己千万别往心里去。他把心里的"火气"发泄掉了，他的肝脏也就安全了。所以，我们要"该发火时就发火"，尽管这在别人看来有伤大雅，但总比跟自己的身体作对要好得多。另外，我们还可以通过郊游、听音乐、交友、运动、种植花草、绘画等方式来疏解不良情绪，以免肝气瘀积，给身体造成伤害。

【心明眼亮——首先要肝气旺盛

目为肝之窍

爱护眼睛，常吃疏肝明目的食物。饮食中适量增加蛋白质的摄入，减少碳水化合物的供应，可使因遗传因素而发生近视的青少年减少或终止近视度数的增加。摄入糖类过多，会使血中产生大量酸性物质，酸与机体内的食盐，特别是钙相结合，会造成血钙减少，从而影响眼球壁的坚韧性，使眼轴易于伸长，助长了近视的发生和发展。预防近视可补充蛋白质、钙质、磷质、胡萝卜、豆芽、橘子、广柑、红枣、动物肝脏等。

《黄帝内经》提到："故人卧血归于肝。肝受血而能视，足受血而能步，掌受血而能握，指受血而能摄。"这句话说明了肝血对于身体的重要意义。在日常生活中，根据中医理论，吃一些有助于养肝血的食物，对眼睛及眼部疾病的治疗有很大的帮助。

现代社会，电视、电脑、手机的普及为我们提供了丰富多彩的生活方式。但是，这些电子产品使用时间过长，眼睛就必然会出现模糊、干涩等症状。久而久之，原本正常的视力也会每况愈下。这些症状正是眼睛不堪重负的预兆，理应引起高度的重视。《黄帝内经》对此说得很清楚："久视伤肝，久坐伤骨。"前面提到，"肝受血而能视"，如果长时间坐在电视、电脑前用眼过度，就必然消耗大量的肝血，特别是晚上熬夜，会严重影响肝血的及时回流。于是，肝血在不断消耗，却得不到任何有效的补充。作为一种警示，眼睛就会模糊、干涩，身体出现了各种症状。这就说明身体已经达到临界点了，你需要好好休息。这个时候，如果能卧床休息，血液就会回流，持续滋养眼睛，眼睛的功能便能得到恢复。所谓"养眼必先养肝"，说的正是这个道理。

《黄帝内经》分析道："肝气通于目，肝和则目能辨五色矣。"在肝功能完全正常的情况下，肝所提供的血可以有效地滋养眼睛，眼睛就能清晰地分辨各种颜色。所以，我们可以从中得出一个结论：如果双眼顾盼有神，就说明肝血充足；如果双眼呆滞无神，就说明肝血亏损。所谓"老花眼""老花镜"，字面上都与"老"有关，实际上，这个"老"主要还是指生理年龄，而非实际年龄。随着年龄的增长，自己不注意养生，或者养生不得其法，肝血就会逐渐亏损。但如果注意养生且养生得法，即使年龄很大，也完全可能双眼有神，精神矍铄。

5 对应经络：足厥阴肝经

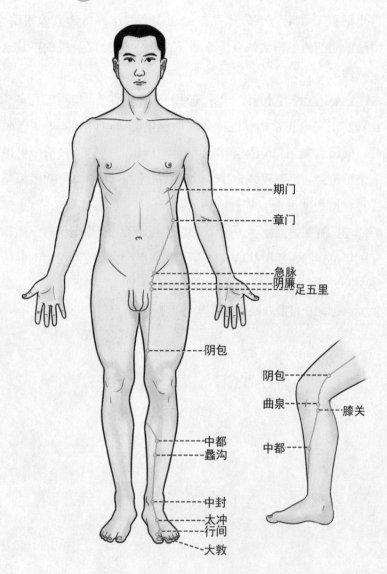

期门
章门
急脉
阴廉
足五里
阴包
中都
蠡沟
中封
太冲
行间
大敦

阴包
曲泉
膝关
中都

　　足厥阴肝经简称肝经，起于脚大趾内侧的指甲缘，向上到脚踝，然后沿着腿的内侧向上，在肾经和脾经中间，绕过生殖器官，最后到达肋骨边缘止。

　　顺着肝经按摩，能起到养肝气、解决失眠问题的作用。也许你会说，深夜里按摩，岂不是更睡不着了。如果你经常有失眠的情况，那么建议你在 19 ~ 21 点的时候按摩手少阴心包经（简称心包经），因为心包经和肝经属于同名经，所以在此时按摩心包经也能起到刺激肝经的作用。

【 大敦 —— 月经的"阀门" 】

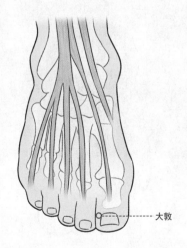

大敦

定位：在足大趾末节外侧，距离趾甲角 0.1 寸。

主治：（1）疝气，遗尿，癃闭，经闭，崩漏，月经不调，阴挺。

　　　（2）小儿惊风，癫痫，神昏。

33

按摩手法: 当我们生闷气、心情不畅的时候用大拇指指腹揉按此穴，会有酸、胀、痛的感觉。每次左右各揉按 3~5 分钟，先左后右。此穴用艾灸效果最好，艾炷灸 3~5 壮，艾条灸 5~10 分钟。

大敦穴是肝经经气的起源，由于肝主血，所以女性朋友每月必来的"老朋友"——月经也离不开肝经的掌控。大敦穴就好比一个阀门，很多女性月经量过多或者是淋漓不尽的话，那可能就是您的阀门有些松动了。这个时候可以多揉按大敦穴，尤其是在月经前期就开始揉按，会有很好的疗效。

【太冲 —— 大脑"加油站"

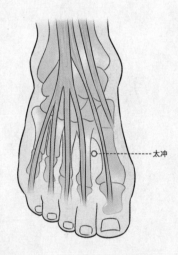

太冲

定位: 在足背侧，第 1 跖骨间隙的凹陷处。

主治: (1) 头痛，眩晕，目赤肿痛，口㖞，咽喉干痛，耳鸣，耳聋。

（2）月经不调，崩漏，疝气，遗尿。

（3）癫痫，小儿惊风，中风。

（4）胁痛，郁闷，急躁易怒。

（5）下肢痿痹。

按摩手法：用食指或拇指指甲侧面按压刺激太冲穴，以有酸、胀感为佳。

太冲穴是肝经的原穴，原穴的含义有发源、原动力的意思。它是肝经上最重要的穴位，防治与肝有关的病具有特效，如失眠、腰痛、血压高等，这也叫上病下治。太冲穴又称"消气穴"，脾气暴躁的朋友，应常按揉此穴，利于护肝；心情不好、郁闷的朋友，按揉此穴，利于心情好转。

章门——穴位中的"逍遥散"

定位：在侧腹部，第11肋游离端下方。

主治：腹痛，腹胀，泄泻，胁痛，痞块，黄疸。

按摩手法：用食指点按章门穴，或将拇指与其余四指相

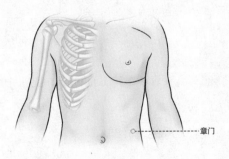

章门

对，提捏章门穴，刚开始会感觉很紧，捏几次之后就会感觉很放松，最好每天晚上睡前按摩左、右两侧章门穴，每侧各5分钟。

章门是五脏经气出入的门户，对于调理五脏气机、维持五脏正常功能有重要的意义。敲打章门穴可以增加胆汁分泌，胆汁分泌多了，人体消化能力就强了，就能把多余的脂肪消耗掉。此穴位还是脾经的"募穴"，募是聚集的意思，这个穴位可以清肝火补脾。

【期门——食欲"增强剂"

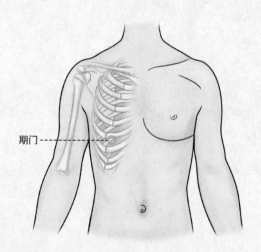

期门

定位 在胸部，乳头直下，第6肋间隙，前正中线旁开4寸。

主治 （1）胸胁胀痛。

（2）腹胀，呃逆，吐酸。

（3）乳痈，郁闷。

按摩手法：用食指推按同侧期门穴，有微微发热感觉为佳。用双手拇指分别按压在两侧的期门穴上，圈状按摩，左右各60次，有疏肝养血、解除胸闷惊悸、促进睡眠的作用。

期门穴所在的位置对应着人体内的消化系统，专门治疗"食欲不佳"症状。

【行间 —— 消除肝脏郁结的去火穴

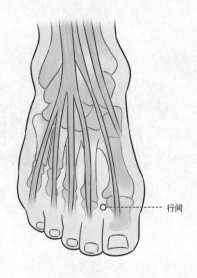

行间

定位：第1、2趾间，趾蹼缘的后方赤白肉际处。

主治：（1）头痛，目眩，目赤肿痛，青盲，口㖞。

（2）月经过多，崩漏，痛经，经闭，带下，疝气，小便不利，尿痛。

（3）中风，癫痫。

（4）胁肋疼痛，急躁易怒，黄疸。

按摩手法：按压行间穴 5 秒钟，按压到有酸感，休息 5 秒钟后再按压，共 20 次。刺激行间穴，可以采用大拇指指尖掐的方式，按压行间穴，会强痛，每天两次指压，每次 30 下的强烈刺激即可。

⑥ 养生要点

【熬夜伤肝，别让"夜猫子"偷了你的健康

现代人的工作和生活方式趋向于多元化，"朝九晚五"的工作模式已不能完全概括现代人的工作状态。年轻的白领、夜班司机、24 小时便利店员工、自由职业者……越来越多的人群加入"夜班族"的行列。如果夜里 11 点到凌晨 3 点总是不睡觉，就会伤害肝胆。因为此时是胆经和肝经当令，肝胆长期得不到养护，必然会受损。

"夜班族"的健康问题不容忽视。有报道显示，不规律的熬夜比有规律的"夜班族"对健康危害更严重。尤其对那些间断性（不规律）晚睡的白领而言，频繁调整生物钟，其机体损害更糟糕。此外，长期熬夜者更容易遭受癌症之害。

成年人最好在晚上 11 点之前入睡，到了凌晨 1 ~ 3 点就应

该进入深睡眠状态，这个时辰是肝脏解毒和养肝血的最佳时间。

　　熬夜伤肝又伤肾，基本上身体的每一个重要器官都会被伤害。如果熬夜对你而言是不可避免的，那么应考虑怎样将它带来的伤害降到最低。

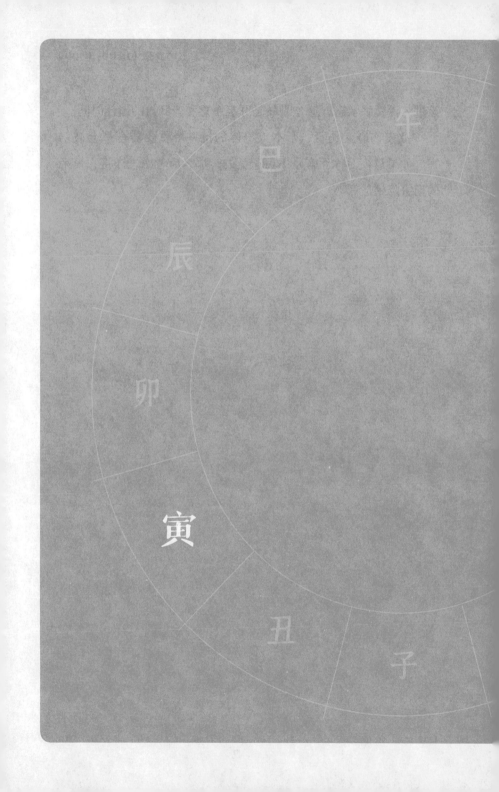

第三章

寅时养生

（3: 00~5: 00）

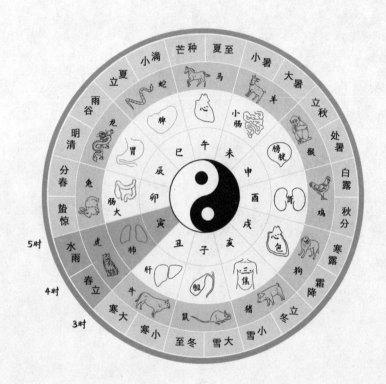

① 寅时总论

寅时：十二时辰的第三个时辰，凌晨3点至5点，此时手太阴肺经（简称肺经）当令。又称平旦、黎明、早晨、日旦等。

寅时是夜与日的交替之际，天气要开始平衡，阴阳也要开始平衡。此时，天刚刚亮，肺经最旺，将肝经藏的新鲜血输送到百脉，迎接新的一天到来。

寅时全身气血都流注肺经，此时肺对全身的气血进行重新分配。因此，为了使肺正常工作，寅时各脏腑必须进入熟睡"休眠"状态。

凌晨 3 ~ 5 点，这时候肝经已经"下班"了，轮到肺经当令了。肺经是非常重要的，人体各脏腑的盛衰情况，必然会在我们的肺经上有所反映。我们身体的经脉是从肺经开始的，人体的气机都是顺应自然的，所以寅时也正是阳气的开端，是人从静变为动的一个转化过程，此时需要有一个深度的睡眠。

在《黄帝内经》中有"肺朝百脉"之说，意思是说，全身各部分的血脉都直接或间接地汇集于肺部，然后再向全身输布。即在肺经当令的寅时开始对全身气血进行分配。

我们知道，人在深度睡眠的时候，身体的各个器官是比较平衡的，这样一来，气血就会比较均衡地分布到全身，维持人体这一天正常的气血运行。如果在这个时候不睡觉，反而暴饮暴食或者思虑伤神，导致人体的某个脏腑异常活跃，肺就只好多分配一些气血给大脑或者脾胃，第二天我们就会感到四肢乏力，非常疲惫，这是由气血虚弱造成的。

我们来看一下小篆的"寅"字：

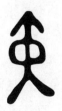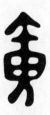

小篆的"寅"字里面有一个东西要破土（田）而出，而外面的"山"又把其整个罩住。《说文解字》上说这个字代表"阳气动""欲上出"，意思就是春天即将来临，阳气自然上升，尽管上有冻土，也一定能破土而出，但还不宜妄动，要小心为之。汉字的奥妙之一，就是象形字比较多。尽管"寅"字并非象形字，但其形状却似一头威风八面的猛虎。

2 对应节气：立春

立春，是二十四节气中的第一个节气。立春之后天气回暖，万物复苏，冬将尽，春正来。

"律回岁晚冰霜少，春到人间草木知。"立春又叫"打春"，就是冬至数九后的第六个"九"开始，所以有"春打六九头"之说。"五九六九隔河看柳"，这一时节会看到微微的绿色。

《月令七十二候集解》说："正月节，立，建始也。"立春，意味着从这一天起，春季开始了。"春，蠢也，动而生也。"意味着闭藏的冬天结束了，立春期间，气温、日照、降雨，开始趋于上升、增多。《群芳谱》中写道："立，始建也。春气始而建立也。"立为建始，春木之气始至，故称为立。

古人以"元亨利贞"对应四季，元为首，为始，对应春，春为发生，耕耘播种。从立春日一直到立夏前这段时间，都被称为春天。这一时节，虽然寒意犹在，但"百草回芽"已不可阻挡。

天文专家表示，从天文学上来看，立春预示着美好春天的到来，但从气候学上来说，立春只是春天的前奏。虽然并不意味着马上进入春天，但毕竟白昼变长、天气变暖已成大势所趋，万物复苏、春回大地的日子已经不远了。

3 对应属相: 虎

在十二生肖中，与"寅"对应的是虎，寅时老虎到处游荡觅食，最为凶猛，极具阳刚之气。从某种意义上说，一天是从寅时正式开始的。按照中医经络理论，寅时全身气血流注肺经，属于肺经当令，是人体从静态变为动态的开始。因此，人体气机从肺经开始。

寅虎卯兔，寅为什么配虎？"左青龙右白虎"，虎为什么单讲白虎？从这儿就可以看出，中华传统文化说理用的是比喻，用的是事物的象征意义。虎的特征是什么？虎是百兽之王，它能吞噬一切。白虎取的是虎的敛藏意象，是主降的。寅时是由肺所主，肺能"朝百脉"，全身的气血都必须"朝会"于肺，再由肺调配、输布于全身。

肺还有一个特点，它在人身体的最高处，气血"朝会"于肺，由肺输布于全身的趋势是向下的，中医对此有个专用名词叫"肃降"，意思是不由分说、没有理由地要降下。

凌晨3点到5点，应该是人睡得最深的时候。熬过夜的人知道，凌晨三四点钟最难熬，那是因为身体不让你熬，这个时候气机是"肃降"的，你如果坚持熬下去，就等于生生地在往外、往上调自己的阳气，对人体的伤害非常大，因为这实在有违人体自身的规律了。

有人会遇到这样的情况，睡到半夜自己就醒了，或者在一两点，或者在三四点，让人很苦恼。其实这都是身体精气虚弱的表现。在一两点醒说明身体内的阳气有点不收敛，是小毛病。在三四点醒是很严重的现象，这说明身体精气耗损，没有多少精气可供"肃降"了，一般老年人多在这个时间段醒，因为他们本身就年老体衰了。

我们知道，阳气主动，阴气主静，而此时阳气已经逐渐生发。自然而然，人的身体也就处于一种由静到动的过程。这样说来，很多人就感觉似乎有些矛盾了，这时候阳气都生发了怎么还需要深度睡眠呢？因为人体气血由静转动的过程，是通过深度睡眠来完成的。日常生活中，我们有这样的经验：这个时候，一些体质比较虚弱的孩子会起来小便，老年人也往往在这个时候有醒来或咳嗽等情况发生，尽管二者的表现形式不一样，但实质却是相同的，即气血不足。即使是身体健康的人，如果熬夜的话，也会深有体会，即凌晨 3 ~ 4 点是最难熬的时候。因为肺在五脏的最高处，气血"朝会"于肺，而肺输布于全身的趋势是向下的。

④ 对应脏腑：肺

肺合皮毛朝百脉

　　肺，位于胸腔之内、膈膜之上，左右各一个，上连气道，且通过口鼻与外界直接相通。肺的形状像一只悬挂着的磬，将整个胸腔填满，因此，中医称之为"华盖"。《素问·灵兰秘典论》指出，"肺者，相傅之官，治节出焉"。若是将心比作一位君主，将肝比作一位将军，那么肺就如同辅佐君主的宰相，协助心治理全身，调节气血营卫，沟通和营养各个脏腑。

　　肺是人体重要的呼吸器官，通过肺的呼吸作用，我们可以吸入自然界的清气，呼出体内的浊气，吐故纳新，实现体内外气体的交换，维持人体正常的新陈代谢。气血流注肺经，肺经值班。这时是养肺经、足肺气的最佳时段，人体需要在熟睡中完成这一任务。

　　然而，肺为"娇脏"，肺叶娇嫩，不耐寒热，容易被邪侵而发病。肺开窍于鼻，主皮毛，自然界中寒、热、燥、湿、暑等邪气常易侵犯到肺，而且人体内的水饮痰湿也常停积于肺，其他脏腑的病变也容易影响到肺。正因肺脏娇嫩，又易受侵害，所以无论是外感还是内伤，常可见到肺脏的病症。

　　判断一个人肺脏的阴阳是否平衡可以看其"皮毛"。若女子肺脏阴阳平衡，肌肤就会白嫩、润滑、有光泽；而男子则表现为肌肤紧致、强健、有光泽。反之，皮肤就会显出色杂暗淡、肤质干燥，甚至毛发脱落。

所以说，保持肺脏的阴阳平衡很重要。在生活中，要做到让娇气的肺可以正常运行，它是我们人体的空调。若是肺气虚，可以多做深呼吸来增强肺功能。同时，平时可吃补肺气、养肺阴的中药，如太子参、沙参、西洋参等。另外，还可以多做锻炼肺脏的运动，以增强机能、改变体质。

《黄帝内经》中说，肺为"相傅之官"，相傅，即是宰相，也说明肺在五脏六腑中的地位很高。宰相的职责是了解百官、协调百官，事无巨细都要管。肺是人体内的宰相，它必须了解五脏六腑的情况，所以《黄帝内经》中有"肺朝百脉"，就是说全身各部的血脉都直接或间接地汇聚于肺，然后输布全身。所以，各脏腑的盛衰情况，必然在肺经上有所反映。

肺既然是"相傅之官"，自然有"朝百脉"的功效。寅时，气血开始运行到肺，促使肺经活动趋于旺盛，及时将肝存储的大量新鲜血液向百脉输送，为人体迎接新的一天做好必要的准备。从这个意义上说，肺起着"均衡天下"的重大责任，重新分配人体的气血。因此，肺这个时候正在专心致志地工作，最忌讳有杂事干扰。否则，肺的工作效率就会降低，直接影响到对人体气血的分配。道理很简单，肺在寅时正常工作时，往往需要人体各个器官进入安静的休眠状态。如果人体某一器官过于活跃，肺就只好将气血多分配给这个器官，从而导致人体气血失衡。对人体而言，这种气血失衡的现象是极为危险的，容易损害健康。

由此可见，肺身为"相傅之官"，从事的是"均衡天下"的重要工作。具体说来，肺的主要功能是宣发和肃降。所谓宣发，是指肺气推动气血津液向全身输布，在内滋养脏腑，在外润泽皮毛。如果肺的宣发功能得以正常发挥，人体百脉便自然通顺。所谓肃降，是指肺气具有宜清宜降的特点，引导气血津液逐渐下行，确保水液顺利抵达膀胱，促使小便通利。人体经由肺的这种宣发、肃降功能，使气血重新得以分配，各个器官才能正常发挥其固有功能。一旦由于某些原因导致肺的宣发和肃降功能失常，人体便会出现种种不适。

另外，肺外合皮毛，皮毛是肺的外延。皮肤是由肺经的气机来充养的，如果肺经气机太足，血液循环就会加快，导致皮肤发红、怕热、容易过敏；如果肺经气机长期虚弱，皮肤血液循环不足，就会失去光泽，肤色比较暗淡。这时，我们只用化妆品并不能达到美容的目的，而是要先将肺经的气机养起来，这样内外兼修，才有效果。

肺在志为悲

肺气不足，爱哭鼻子易伤肺

《黄帝内经》把人看成一个整体来对待，从脏腑和情志的对应关系来看，因为肺对应的是悲，所以伤心的时候往往会有肺气损耗的情况。肺气耗损，人对外界刺激的耐受性就会降低，引发咳嗽、流泪、心痛，甚至出现一种严重的自我否定，很多人悲伤哭泣时，会出现气接不上来的情况。反之，如果肺气过盛，则可能出现完全相反的状况，表现出一种非常自信的状态，给人无所不能的感觉。

俗话说：肝肺之阴不足，肾气虚则腰酸，三者合在一起被称为气虚。人体气虚脸颊会下垂，越虚则下垂得越厉害，直到五官脏腑都下垂，人的体质也就差了。在所有虚证中，肺虚最应该补充身体能量。少说话，少提重物，多注意休息，都能补充元气。因为气能产生血，所以补气就能补血。肺经气血充足，人也会变得开朗乐观。

那么肺虚如何补呢？我们前面说过，寅时一定要熟睡，因为寅时肺气最旺盛，人体处于睡眠状态时，所有器官都处于一种相对平和的状态，肺才能正常发挥作用，对全身的气血进行重新分配。

肺在志为悲（忧），悲忧易伤肺，肺气虚则机体对不良刺激的耐受性下降，易生悲忧情绪。比如说秋天到了，北方的很多花儿都已经衰败了，树叶也落了，这时候人可能会产生悲秋、失落的感觉，精神压力比较大的人就会有情绪变化。著名的《葬花吟》不知道让多少后来者感动悲凄。中医讲的七情里的"悲"对应人体的肺，所以悲的情感就容易伤肺。在进行自我调养时切不可违背自然规律，要遵循古人之纲要。保持开朗的性格、平和的心态，在精神上要谨防过度悲伤，调整好心态，求得内心的宁静和舒畅。

⑤ 对应经络：手太阴肺经

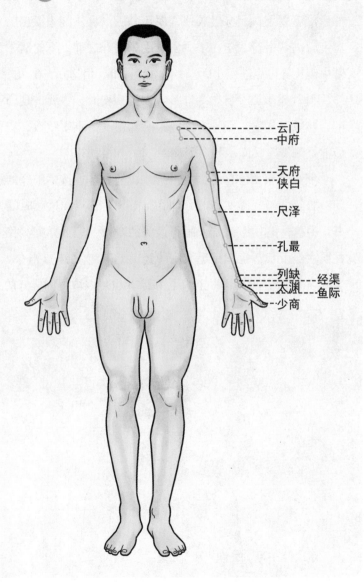

云门
中府

天府
侠白

尺泽

孔最

列缺————经渠
太渊————鱼际
少商

手太阴肺经简称肺经。补肺气最好的方法是每天按摩肺经。肺经是人体非常重要的一条经脉，它起始于胃部，向下络于大肠，然后沿着胃上口，穿过膈肌，属于肺脏。再从肺系横出腋下，沿着上臂内侧下行，走在手少阴、手厥阴经之前，下向肘中，沿前臂内侧桡骨边缘进入寸口，上向大鱼际部，沿边际，出大指末端。

肺经是十二经脉之一。该经发生病变时，主要表现为胸部满闷，咳嗽，气喘，锁骨上窝痛，心胸烦满，小便频数，肩背、上肢前外侧发冷，麻木酸痛等症。

我们不仅要掌握肺经上的穴位，还要掌握按摩肺经的最佳时间：肺经的经气旺在寅时，即在早上3～5点，这段时间按摩最好。但这个时候应该是人睡得最深的时候，怎么办呢？我们可以在同名经上找，也就是足太阴脾经（上午9～11点当令），在上午9～11点脾经旺时进行穴位按摩，也可以取得同样好的效果。

中府——"止咳糖浆"

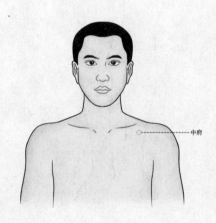

中府

定位：横平第 1 肋间隙，锁骨下窝外侧，云门下 1 寸，前正中线旁开 6 寸。

主治：（1）咳嗽，气喘。

（2）胸痛，肩背痛。

按摩手法：用食指按压中府穴，左右各 5 分钟，有温热感为佳。刺激中府穴时，手法要轻柔，不可过度用力。如果采用点按手法，宜轻揉一小会儿，可以消除因点按手法出现的局部酸痛感。每日 2～3 次，每次 2～5 分钟。

中府穴是秉承了中焦之气聚于肺经的起始穴。它是宣肺理气、平喘止咳的重要穴位，具有增强肺功能的保健作用。

列缺——头颈部的"管家"

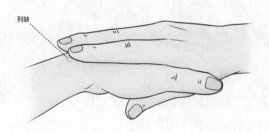

列缺

定位：在前臂桡侧缘，桡骨茎突上方，腕横纹上 1.5 寸。当肱桡肌与拇长展肌腱之间。

主治：（1）外感头痛，项强，咳嗽，气喘，咽喉肿痛。

（2）口喎，齿痛。

按摩手法: 用左手食指指腹按压右手列缺穴，然后用右手食指指腹按压左手列缺穴，左右各30次。按揉列缺穴进行刺激时，先把两手大拇指的指甲剪平，双手宜轻握拳，拳心向上，轻放桌上，一手从小指方向抓住另一手的手腕，其他四指扣住手腕背部，然后用大拇指尖去按揉列缺穴，按摩时以有酸胀感为好，每侧3分钟。需要提醒大家的是，此处血脉聚集，按揉时不可太用力。

【太渊——"润喉片"】

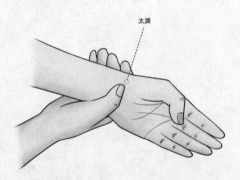

太渊

定位: 在掌后腕横纹桡侧端，桡动脉搏动处。太渊穴是通达十二经脉的交会穴，犹如水流汇聚。

主治: (1) 外感，咳嗽，气喘，咽喉肿痛，胸痛。

(2) 无脉症。

(3) 腕臂痛。

按摩手法: 用左手食指指腹按压右手太渊穴，然后用右手食指指腹按压左手太渊穴，左右各30次。刺激太渊穴时应注意，本穴在动脉搏动之处，所以在按摩时不可以用力按压，宜轻柔按摩。按摩也不宜太久，每天 3 ~ 5 次，每次 1 ~ 2 分钟。儿童和老年人要酌情按压，尽量不要过长时间按压。

鱼际——紧急退热

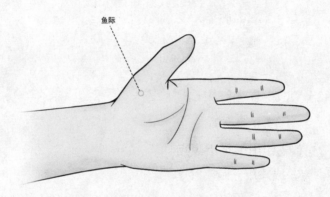

鱼际

定位: 第 1 掌骨桡侧中点赤白肉际处。

主治:（1）咳嗽，哮喘，咯血。

（2）咽喉肿痛，失音，发热。

按摩手法: 用左手拇指桡侧缘按揉右手鱼际穴，然后用右手拇指桡侧缘按揉左手鱼际穴，左右各 30 次。点按鱼际时拇指要微微弯曲，并稍加用力，以免在点按的过程中出现手指过伸或过屈，造成损伤。按摩本穴的时间可以适当加长，一般每天 3 ~ 4 次，每次 3 ~ 5 分钟。

细心的人一定会发现，在我们发热或者上火时，手掌心往往会发烫，鱼际处会发红，这与鱼际的功能是分不开的。从属性来

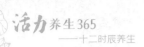

讲，本穴属于火穴，治疗热性的咳嗽、喘促有效。心中烦热和小孩疳积症时也可以按揉鱼际。

【少商——急救要穴

定位：在手拇指末节桡侧，指甲根角侧上方 0.1 寸。

主治：（1）咽喉肿痛，发
热，咳嗽，失音，
鼻衄。

（2）昏迷，癫狂。

（3）手指挛痛。

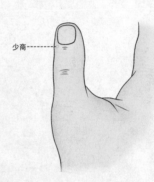

少商

按摩手法：用拇指指腹点
压少商穴，或采用点刺放血疗
法。少商穴位于大拇指的指角，我们可以用棉签的大头来刺激。可以随时随地地利用圆钝头的东西刺激这个穴位。

少商穴能清热、利咽、开窍，是人体的急救要穴之一。

【尺泽——腹痛发热的首选穴

定位：肘横纹上，肱二头肌腱桡侧缘凹陷处。

主治：（1）咳嗽，气喘，咯血，潮热，胸部胀满，咽喉
肿痛。

（2）急性腹痛吐泻。

（3）肘臂挛痛。

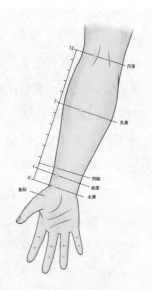

按摩手法：按揉尺泽穴时，用力要大，这样才能有好的效果，儿童除外。按揉本穴时间不宜过长，每天 3 ~ 5 次，每次 2 ~ 3 分钟。

6 养生要点

寅时熟睡，保养肺经

寅时，大地阴阳转化的开始，由阴转阳，是阳气的开端，因此这个时间就是人体气血由静转动的一个过程，需要有一个深度的睡眠来补充肺气。

肺经最旺，表现为"多气少血""肺朝百脉"。另外，肺主一身之气。肝在丑时将血液推陈出新之后，新鲜血液被提供给肺，再通过肺送往全身。也就是说，寅时是人体血液开始重新分配的时间，心需要多少血，肾需要多少血，所有这些调度和控制的任务都由肺经完成。为了保持肺经旺盛，完成这一过程，就必须在寅时处于"深睡"的状态。在寅时睡得好，第二天清晨便会面色红润，精力充沛。

在寅时，人体体温、血压最低，脉搏和呼吸处于最弱状态，且脑部供血最少。因此，这一时段必须引起足够的重视。

有些人群，特别是老年人，到寅时很容易醒来，这是气血不足的表现。"肺主肃降",即肺气宜清宜降。人老了之后,身体的各项机能比以前差了许多,肺肃降的能力越来越差,其收敛功能下降,就只剩宣发而没有肃降,所以老年人容易早醒。如果老年人这个时候醒来小便,代表他身体比较虚;如果年轻人这个时候醒来且大汗淋漓,说明自身的收敛功能和肃降功能已经很差,这是身体不健康的信号,需要去医院进行检查。

在日常生活中,我们说肺好比是人体的空调,空调如果得不到及时的养护,就无法给住在居室里的人提供新鲜的空气,有时还会污染环境。同样的道理,肺也是需要及时养护的。根据肺的生理特点,在日常生活中,我们可以选择以下方法进行养护。

以气养肺

肺主气,司呼吸。清气与浊气在肺内进行交换,吸入气体的质量对肺的功能影响很大。因此,要想使肺保持清洁,首先要戒烟,同时要避免二手烟的危害,不要在空气污浊的地方逗留太久。若是条件允许,我们还可以经常到草木繁盛、空气新鲜的地方做运动、深呼吸,并通过刻意的深长呼气排出体内的浊气。

以水养肺

肺是一个开放的系统,鼻腔—气管—肺,构成了气的通路。肺部的水分会随着气的排出而流失。尤其是干燥的空气更容易将水分带走,从而造成肺和呼吸道黏膜的损伤。这也就是中医所说的燥邪容易伤肺。所以,我们要多喝水,及时补充水分。

以笑养肺

忧愁悲伤的情绪容易损伤肺，有肺部疾病的人也容易变得忧伤。而笑为心声，能克悲忧。因此，多笑一笑，可以减少悲伤忧愁情绪，还可以使肺活量增大，胸廓扩张，胸肌伸展，有助于宣发肺气。

以动养肺

适当运动可以增进肺功能。根据自身条件选择适当的运动，如慢跑、太极拳、爬山、练功、舞剑等，增强人体的御寒能力，预防感冒的发生。

以食养肺

生活中有很多食物具有润肺的功能，如秋梨、甘蔗、百合、白萝卜、豆浆、豆腐、核桃、黑芝麻、松子、蜂蜜等。特别是皮肤容易干燥的人，可以适当多吃这些食物。

以药养肺

一些中药，如麦冬、南沙参、北沙参、五味子、冬虫夏草、燕窝等，都具有养肺的功效，我们可以在医生的指导下选用。尽管肺是"娇脏"，但只要我们平时注意保养肺脏，减少其伤害，肺就能更好地发挥它的生理功能，让人们远离疾病。

第四章

卯时养生

（5：00~7：00）

1 卯时总论

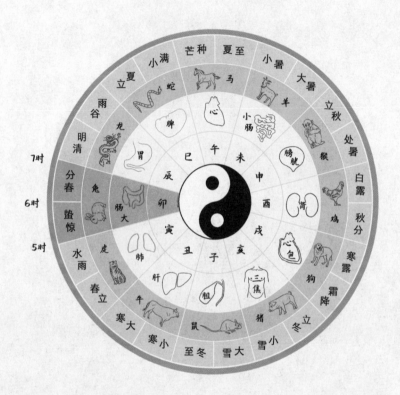

卯时：十二时辰的第四个时辰，早上5点至7点，此时手阳明大肠经（简称大肠经）当令。又称日始、破晓、旭日等。

卯时正是日出之时，太阳冉冉初升。古人称之为天门洞开。天门初开，阳气开始出现于地表。对应于人体，就是卯时到了人也就自然醒了，到了吐故纳新的时候了。

《易经》中说："君子藏器于身，待时而动。"蝉鸣一夏，须等待几个四季；俊鸟高飞，要丰满三年羽翼。真正厉害的人，从不急于一时，而是藏器于身，默默砥砺前行，然后等待机缘，一鸣惊人。

归元寺中有一签文："岁冬万物善伏藏，只待惊蛰春雷响。"所有的潜藏和收敛，都是在沉淀自己，为了来日的厚积薄发。卯时，就是每天身体厚积薄发的这一刻。

卯时属于大肠经当令。在这个时间段，大肠"主管"全身气血流行的"大局"，作为"传导之官"的大肠将充分发挥作用。

所谓"日出而作，日落而息"，这一说法早在《诗经》中就有了。在这里，"日出"指的是太阳升出地平线。这个时候，天门开了，地户自然也要开。这里所说的地户就是肛门，地户开就是指排出体内储存的各种垃圾。

"肺与大肠相表里。"肺将充足的新鲜血液布满全身，紧接着促进大肠经进入兴奋状态，完成吸收食物中的水分与营养、排出渣滓的过程。

我们来看一下小篆的"卯"字，如同两扇打开的门，这也正应了卯时的时辰，这个时候天亮了，天亮了又有天门开一说，上开天门，下开地户。

② 对应节气：惊蛰

惊蛰，是二十四节气中的第三个节气，《月令七十二候集解》："二月节……万物出乎震，震为雷，故曰惊蛰，是蛰虫惊而出走矣。"惊蛰有三候："一候桃始华；二候仓庚（黄鹂）鸣；三候鹰化为鸠。"惊蛰三候所代表的花信为："一候桃花，二候杏花，三候蔷薇。"

惊蛰时天气转暖，渐有春雷，动物入冬藏伏土中，不饮不食，称为"蛰"，而"惊蛰"即上天以打雷惊醒蛰居动物的日子。

惊蛰是"立春"以后天气转暖，春雷初响，惊醒了蛰伏在泥土中冬眠的各种昆虫的时期，此时过冬的虫卵也将开始孵化，由此可见"惊蛰"是反映自然物候现象的一个节气。真正使冬眠动物苏醒出土的，并不是隆隆的雷声，而是气温回升到一定程度时地中的温度。有谚语云："惊蛰过，暖和和，蛤蟆老角唱山歌""雷打惊蛰谷米贱，惊蛰闻雷米如泥"。这是说惊蛰日或惊蛰日后听到雷声是正常的，风调雨顺，是个好年景。

惊蛰，蛰为冬眠的动物，惊蛰即意味着蛰伏的动物在这个节气惊醒，如狗熊、蛇、青蛙等，动物能感觉到天地之间阳气的变化，所以它们都醒了，人是高级动物，但是人们过多地自我削弱了对客观自然的感知度，敏感的人早上5点左右会醒来，不醒也睡得不那么沉了，不敏感的人，还在呼呼大睡。

人体内蛰伏的是什么呢？就是冬眠了一晚上的阳气，也就是说在5点惊蛰时分，人体的阳气要升起来，就像完成春天的播种。

如何升起来？只有一个途径，就是"春主醒、主动"，到了5点，你必须醒了，而且醒了以后必须起来活动，一活动人的阳气就升起来了，可能前1分钟还躺在床上感觉特别困，在为起床做思想斗争，1分钟以后，你真正穿衣服起来活动的时候，就感觉突然不困了，这是因为阳气升起来了。

❸ 对应属相：兔

在十二生肖中，与"卯"对应的是兔，卯时，这时月亮还挂在天上，此时玉兔捣药正忙。

甲骨文"卯"与物连在一起，如风动铆、对接铆，集中全力，铆劲儿干。

人想要健康，就要和自然的节律呼应起来，好比你想搭上一班高铁，你就要按照高铁的列车表走，你想搭上自然规律这班顺风车，你就要按照自然界的时刻表走才行。这也是一个最简单、最省钱的办法。

❹ 对应脏腑：大肠

大肠居于下腹中，具有"上传下达"的功能。可以传送体内糟粕，并及时将糟粕清理出去。如果每天能够按时排便，就说明大肠经的功能正常。《黄帝内经》强调："大肠者，传导之官，变化出焉。"大肠作为"传导之官"，掌管的就是运输。饮食进入人体后，小肠就开始工作，将这些饮食逐渐进行消化。在此基础上，清者上升，浊者下降。营养物质经由脾的运化，进而遍布全身，供养五脏六腑。一些剩余的残渣则被运送到大肠进行处理，此时大肠会吸收残渣中的部分水液。剩下的糟粕就成为大便状，通过肛门这一人体地户，顺畅地排出体外。如大肠传导功能失常，可出现大便质、量以及次数的异常变化，如泄泻、便秘或便脓血等。

一般来说，大肠的变化往往与阳火有关。如果阳火盛，则趋于干燥；如果阳火衰，则趋于潮湿。总之，大肠喜燥厌湿。俗话说："白天拉硬屎"，由于白天阳多阴少，人体便以阳的运化功能为主，燥火较旺，大便就干。由于夜晚阴多阳少，人体便以阴的吸收功能为主，燥火不足，大便就稀。懂得这个道理，我们就可以通过对自身大便情况的仔细观察和分析，了解自身的健康情况。

以上所述，强调的是大肠的"传化糟粕"的功能。事实上，大肠还有"主津"的功能。从饮食中的糟粕离开人体的角度来看，大肠是体内最后一道"关卡"。大肠并非将糟粕全部抛弃，而是会吸收食物残渣中的水液。在这之后，就是粪便了。

大肠的"主津"功能有何奥妙呢？中医将大肠吸收的那部分微少津液称为"津"，并认定它具备维持肠道水液平衡的功能。换句话说，这种"津"就是肠道的润滑剂。只有当肠道津液正常时，才能正常排便。如果"津"的能力过强，大肠内原本应当留存的液体也被吸收掉了，整个肠道就无法润滑，显得极为干涩，排便就非常困难。如果"津"的能力过弱，肠道内的水液留存过多，就会拉肚子。

一般来讲，现代人的饮食中纤维素不足，大大减少了肠的蠕动力，使肠运动低下，出现便秘。如果体内产生毒素物质，就会在大肠壁上引发大肠炎等各种疾病。另外，由于现代人的饮食在加工过程中，营养大量流失，使得机体免疫力下降，有害细菌、病毒等就会感染大肠，也会引发肠炎、肠无力等各种疾病。有一些中老年的公司职员，因工作紧张繁忙、经常参加酒宴应酬、过大的精神压力等而产生焦虑、抑郁等情绪，导致神经内分泌系统功能失调，肠道生理功能紊乱，使肠道内微生态环境失去平衡，进而造成肠道老化。对中老年人来说，由于肠道的张力和蠕动力逐渐减退，加上吃的东西过于精细，运动量小等原因，致使胃肠道的消化、蠕动功能变差，极易引起便秘，粪便在肠道停留时间过长，菌群生态发生改变，有害菌群增殖而影响健康。

如果经常吃高蛋白及高脂肪类食物，可促使胆囊向肠道排泄的胆汁增加，某些细菌将部分胆汁转化为二次胆汁酸，这些胆汁酸是一种促癌物质，和其他致癌物质共同刺激肠壁，易引发大肠癌。

⑤ 对应经络：手阳明大肠经

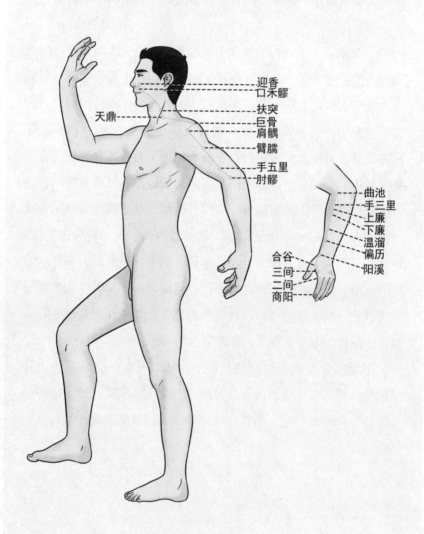

迎香
口禾髎
扶突
天鼎
巨骨
肩髃
臂臑
手五里
肘髎

曲池
手三里
上廉
下廉
温溜
偏历
阳溪
合谷
三间
二间
商阳

肺与大肠相表里，它们通过手阳明大肠经紧紧地联系在一起，大肠经不通畅了，肺和大肠就会出问题。另外，如果肺和大肠内部有了病变，会在大肠经循行的外部表现出来，经常按摩大肠经能够保健身体。

手阳明大肠经起自食指桡侧（挨着拇指的一侧）顶端，沿着食指桡侧上行，经过第一、二掌骨之间，向上沿前臂桡侧进入肘外侧（曲池），再沿上臂前外侧上行，至肩部，然后向下进入锁骨上窝，络肺脏，通过膈肌，属大肠。

有句话叫"循行所过，主治所及"，就是说经脉循环从哪儿过就能治哪儿的病，从本经的循行路线可以看出，与手阳明大肠经关系密切的内脏有肺和大肠，所以疏通此经气血可以防治呼吸系统和消化系统的疾病。

【合谷——调养肺阴虚的佳穴

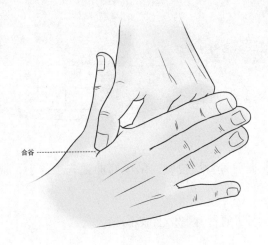

合谷

定位: 在手背第一、二掌骨间，第二掌骨桡侧的中点处。

主治:（1）头痛，齿痛，目赤肿痛，咽喉肿痛，鼻衄，耳聋，痄腮，牙关紧闭，口喎。

（2）热病，无汗，多汗。

（3）滞产，经闭，腹痛，便秘。

（4）上肢疼痛、不遂。

孕妇禁按合谷穴。

按摩手法: 保持简便取穴的姿势，用食指指尖按压穴位，左右各 30 次，有酸、胀感为佳。

一指禅推法：把拇指指端放在合谷穴处，以腕关节摆动，带动拇指左右摆动。

刮拭法：用刮痧板刮拭此穴，刮至出痧为度。

【手三里——祛邪"三里之外"

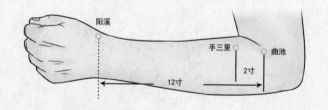

定位: 在前臂背面桡侧，阳溪与曲池穴连线上，肘横纹下 2 寸处。

主治:（1）肩臂麻痛，上肢不遂。

（2）腹痛，腹泻。

（3）齿痛颊肿。

按摩手法：用食指点按对侧穴位，左右各 30 次，有酸、麻感和放电走窜感为佳。

点按方法：顺时针方向按揉 100 次，有泻火、镇痛的作用。逆时针方向按揉 100 次，有调养、止痛的作用。

迎香——扫清鼻炎的烦恼

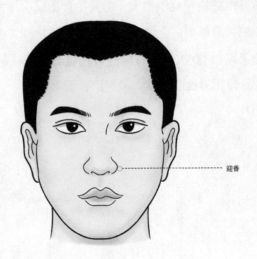

迎香

定位：在鼻翼外缘中点旁，鼻唇沟中。

主治：（1）鼻塞，鼽衄，口㖞，面痒。

（2）胆道蛔虫症。

按摩手法：擦迎香。以迎香为中心，用两手食指指腹轻擦鼻翼两侧，共计 18 次。

迎香穴主要清热散风，鼻炎患者往往"不闻香臭"，而本穴正是能让其感受到"扑鼻香气迎面而来"的穴位。

刺激迎香穴：用拇指和食指同时放在鼻翼的两侧，即迎香穴所在的位置，掐住鼻子，同时屏住呼吸，间隔5秒钟后，放松手指，进行呼吸。如此反复，进行多次刺激。

如果鼻出血，每日对其按揉50～100次。按摩的时候可以配合巨髎穴，效果更佳。按摩时将双手食指指腹放于左右两穴，对称地进行按揉。先迎香，后巨髎，每穴5分钟，早晚各1次。我们还可以把按摩范围扩大，将两手食指或中指的指腹面放在鼻翼的两侧，沿鼻梁向上摩擦，可以到两眉之间，向下可以到鼻翼旁，每天摩擦50次，有预防感冒、宣通鼻窍、防止鼻出血的作用，注意摩擦力度要适度，最好由轻渐重。

【曲池——"泻立停"

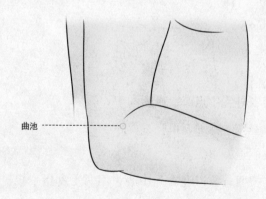

曲池

定位：在肘横纹外侧端，屈肘，当尺泽与肱骨外上髁连线中点。

主治：（1）热病，咽喉肿痛，齿痛，目赤痛，头痛，眩晕，癫狂。

（2）上肢不遂，手臂肿痛，瘰疬。

（3）瘾疹。

（4）腹痛，吐泻，月经不调。

按摩手法：用食指按压曲池穴，以有酸、胀感为佳。也可以用艾条灸。

曲池穴还能很好地调节血压，是防治高血压的特效穴之一。曲池穴对冠心病、房性早搏、心房颤动等有一定的治疗作用，可增强心肌收缩力，减缓心率。对血管舒缩功能有调节作用，轻刺激可引起血管收缩，重刺激多引起血管扩张。

当我们闲来无事的时候，甚至在看电视的时候可以这样做：先将右手手掌摊开，左臂微微弯曲，用右手的掌侧，来敲打左手的手肘处，也就是曲池穴所在位置。这样敲打，可以同时刺激曲池以及旁边的穴位，有降血压的功效。

在现代社会，高血压患者有很多，一般来说，早上6~10点、下午3~5点这两个时间段是高血压的发作高峰期，一定要多加注意。这时，我们可以先用右手拇指以顺时针方向按揉本穴2分钟，然后逆时针方向按揉2分钟，左右手交替，以局部感到酸胀为佳，可有效舒缓血压。

【阳溪——肩部综合征的克星

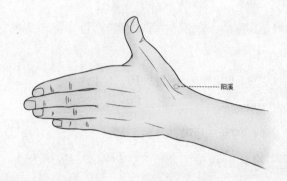

阳溪

定位: 腕背横纹桡侧，手拇指向上翘时，在拇短伸肌腱与拇长伸肌腱之间的凹陷中。

主治: （1）头痛，目赤肿痛，齿痛，咽喉肿痛。

（2）手腕痛。

按摩手法: 以大拇指指腹按压在阳溪穴上，食指顶挟住腕背下方用力深按，此时可有麻痛感。先点按不动持续30秒，然后指尖不离位，全手转动，按顺时针方向按揉约100次，一般5分钟为宜。由于阳溪穴的位置较深，有时单纯按摩并不能达到最佳效果，可采用加强刺激。通常可用橡皮筋把十根牙签扎成一束，以适当的力量用其尖端连续刺扎阳溪穴，每次约10分钟，可起到与针灸相似的效果。

同时也可采用艾灸的方法，将艾条点燃，以点燃的一端悬在阳溪穴的上方，距离皮肤2～3厘米，以局部感觉温和但无灼痛感为度。每次艾灸10～20分钟，穴位局部皮肤出现红晕后即可停止。

扶突 —— 治哮喘

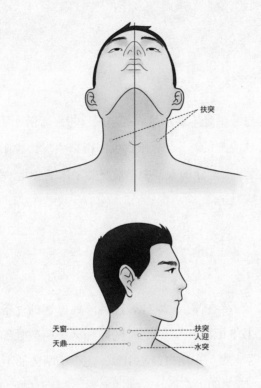

定位：在颈外侧部，喉结旁开3寸，当胸锁乳突肌前、后缘之间。

主治：咳嗽气喘、咽喉肿痛、吞咽困难、暴暗、瘿气、瘰疬等。

按摩手法：中指和食指并拢，以点按法按压本穴，每次1~3分钟。

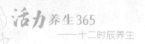
⑥ 养生要点

【早起

早上 5 点，最晚不要超过 6 点起床，起来后活动一下，看书写字都是头脑清醒的。5 点起床，少阳得以生发，少阳就是初升的太阳。早上 5 点起床的人，中午最好要午休一会儿，一是养心，二是下午会精力充沛。

【叩齿吞津

"叩齿"与"吞津"，源自唐代名医孙思邈的《备急千金药方》一书，书中记载："调气之时则仰卧床……数数叩齿，饮玉浆，引气从鼻入腹……闭口以心中数，能至千则去仙不远矣。"

叩齿：不仅可以疏通上下颚的经络，包含任脉、督脉、胃经、大肠经等，还可以强化脸颊肌肉，使面颊丰润紧实而不下垂，又可以帮助人们保持头脑清醒，加强肠胃吸收功能，预防牙龈退化、牙周病等牙齿疾病。

饮玉浆：就是吞津，也就是将自然分泌的唾液吞下。

唾液中含有许多消化酶、营养成分及抗体，如唾液淀粉酶、白蛋白、免疫球蛋白及溶菌酶等，可以改善肠胃的消化吸收功能，提升人体抗病能力。

具体做法：晨起先叩白（后）齿 36 下，次叩门（前）齿 36 下，再错牙叩犬齿各 36 下，最后用舌舔齿周 3 ~ 5 圈。

当我们感觉有唾液产生时，不要停止，应继续搅动舌，让口腔布满唾液，然后徐徐吞下唾液。也可以按摩自己手腕正中向上两横指处的内关穴和膝盖下方三横指处的足三里穴。同时，转动两肩，活动筋骨，先将两手搓热，擦鼻两旁，熨摩两目六七遍，再将两耳揉卷五六遍，然后以两手抱后脑，手心掩耳，用食指弹中指，击脑后各 24 次。心中要不断地提醒自己：该起床了，要精神抖擞一点。

吐故

中医早在汉代便提出腑气不通致衰的理论："欲得长生，肠中常清；欲得不死，肠中无滓。"说明了肠道通畅能延年益寿。

在早上的 5 ~ 7 点是一天中大肠蠕动最快的时候，于是人产生了便意，理所当然应该排出；即便没有便意，也不妨在马桶上坐一坐，久而久之，便会形成一种条件反射，每天一到这个时候就会有排便的欲望。

相反，如果你早上起来，不按时"蹲坑"，没有养成按时排便的习惯，长此以往，就会便秘，肠内的残渣毒素不能及时排出，导致肥胖及各种不健康的状态。

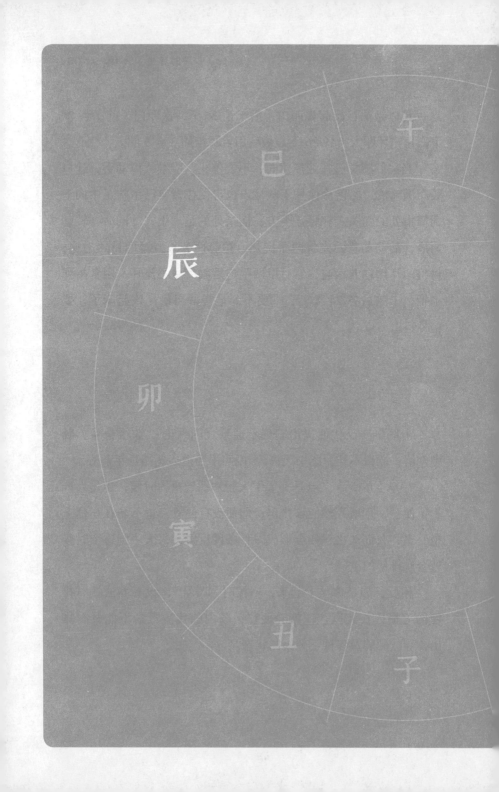

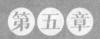

第五章

辰时养生

（7：00~9：00）

① 辰时总论

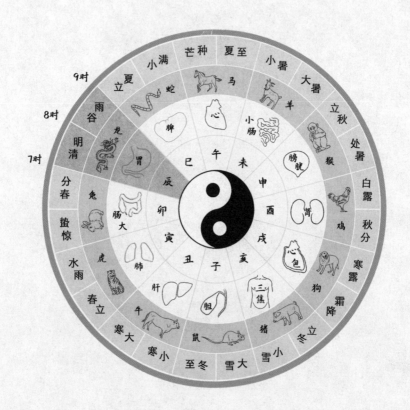

辰时：十二时辰的第五个时辰，是指上午7点到9点，此时足阳明胃经（简称胃经）当令。

辰时，太阳升起来了，天地之间的阳气占了主导地位，人的体内也是一样，处于阳盛阴衰之时。所以，这个时候人应该顺应自然，一方面活动养阳，另一方面进食补阴，阴阳双补，活力四射。

此时胃经当令，人体经过一夜的时间，消耗了大量的能量，十二经脉又刚刚经过了大肠经的顺利排毒，非常需要胃经及时给身体补充能量以备一天之用。所谓"一天之计在于晨"，早晨是人体阳气生发的时刻，如果没有及时补充食物，胃气的升降功能就会失常、人体的阳气就生发不了，从而出现精神萎靡、工作效率低下等。

中医所说的"胃"不仅指生理解剖意义上的胃，还包括了食管、十二指肠等一系列与胃相连的消化器官。《黄帝内经》强调"脾胃为后天之本"，由此可见，调理好脾胃，对我们强身健体有很重要的意义。

辰时人们都非常忙碌，赶着去上学、上班，无论多忙，早饭一定要吃好，最好是在这个时间段吃，因为这个时候吃早饭最能提升胃气。

金代名医李杲在《脾胃论》中提出"人以胃气为本"，就是强调胃气在人体生命活动中的重要作用。胃主消化吸收食物，是人体能量的发源地，胃把食物转换成我们人体所需要的营养和能量。在中医的藏象学说中，常以脾升胃降来概括整个消化系统的功能活动。胃气的通降作用，不仅作用于胃本身，还对整个六腑的消化功能状态有重要影响，从而使六腑都表现为通降的特性。

《临证指南医案·脾胃》中说："太阴湿土，得阳始运；阳明阳（燥）土，得阴自安。以脾喜刚燥，胃喜柔润也。"这则条文怎么理解呢？我们来打个比方：日常生活中我们食用的刺激性食物，如咖啡、酒、肉汁、辣椒、芥末、胡椒等是非常辛燥的，能够刺激胃液分泌或使胃黏膜受损，应避免食用或少量食用。所以，养生家们都提倡要饮食清淡，这都是从养胃气的角度出发。

我们来看一下甲骨文的"辰"字：

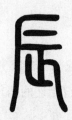

辰，震动。在十二地支中，"辰"代表农历三月，三月阳气已经发动，雷电震天，是百姓忙于农务的时令。此时万物已经生长，所以字形采用"乙、匕"会义，像草芒伸展；"厂"是声旁。辰，也代表房星，房星是天时的指针，表示春耕开展的时候。

② 对应节气：谷雨

谷雨，是二十四节气中的第六个节气，春季的最后一个节气。谷雨是"雨生百谷"的意思，此时降雨量充足而及时，田地的秧苗初插、作物新种，最需要雨水的滋润，谷类作物能够苗壮成长，正所谓"春雨贵如油"。谷雨与雨水、小满、小雪、大雪等节气一样，都是反映降水现象的节气，是古代农耕文化对于节令的反映。

谷雨时节，在中国南方地区，往往开始明显多雨，特别是华南地区，一旦冷空气与暖湿空气交汇，往往形成较长时间的降雨天气。秦岭—淮河是南方春雨地区和北方春旱地区的过渡地区，从秦岭—淮河附近向北，春雨急剧减少。

中国古代将谷雨分为三候："第一候萍始生；第二候鸣鸠拂其羽；第三候为戴胜降于桑。"是说谷雨后降雨量增多，浮萍开始生长，接着布谷鸟便开始提醒人们播种了，再是桑树上开始见到戴胜鸟。

谷雨节气后降雨量增多，空气中的湿度逐渐加大，天气转温，人们的室外活动增加，北方地区的桃花、杏花等开放，杨絮、柳絮四处飞扬，谷类作物茁壮成长。

3 对应属相：龙

辰时在十二生肖中所对应的动物是龙，龙是我国古代传说中的一种神异动物，它的地位相当高。传说龙有着呼风唤雨的能力，在每天上午7点至9点时，龙会腾云驾雾，张开大口向人间喷洒雨水。

人在辰时要像龙一样"龙腾虎跃""生龙活虎"，此时是运动锻炼的最好时候。

对于已经睡了一晚上的人体来讲，能量消耗很大，醒来是最需要补充能量的时候。如果饿着肚子去活动，效果肯定不会太理想，最简单的办法就是及时就餐，补充能量。

辰时对应的属相是龙，也是在暗示辰时进食的重要性。此时胃经当令，能将食物变成充满生机的精血，这对人体健康是非常重要的。食物进入身体后，经由胃的消化吸收迅速转化为人体所需要的能量。这就可以解释一个现象：早上进餐后，就会感觉立刻补足了能量，人也格外精神抖擞。

④ 对应脏腑：胃

《黄帝内经》中说："胃为仓廪之官，五味出焉。"仓廪：仓，谷藏也；廪，发放。仓廪，即管理财物并按时发放的官员。可以说，我们身体所需要的全部能量，都来自胃的提炼、转化。

胃上承食道，下接十二指肠，是一个中空的由肌肉组成的容器。有医家曾说："胃气壮则五脏六腑皆壮也。"中医理论中，胃被称为"水谷之海"，它最主要的功能便是接纳腐熟的水谷。在食物的消化过程中，胃的作用是至关重要的，所以中医将它与脾合称为"后天之本"，于是也就有了"五脏六腑皆禀气于胃"的说法，即胃气强则五脏功能也就旺盛。

所谓"胃气"，在中医理论中泛指以胃肠为主的消化功能。《黄帝内经》中记载："有胃气则生，无胃气则死。"也就是说，胃气决定着人的生与死。对常人来说，胃气充足是机体健康的体现；对患者来说，胃气缺乏则影响到康复能力。

　　中医所说的"胃气"是广义的，不仅包括"胃"这个器官，还包括脾胃的消化吸收能力、后天的免疫力、肌肉的功能等。每天早起，腹空胃虚，这是因为在早晨，夜间的阴气还没有除去，大地的温度还没有回升，体内的肌肉、神经及血管还呈现收缩的状态，这时如果能吃些温食，特别是喝些用粳米或糯米做成的药粥，或喝一大碗热粥，不仅能使肠胃得到滋养，有极好的健脾胃、补中气的功效，还不会增加消化系统的负担。

　　如何判断一个人有无胃气呢？这就要看一个人是否有饥饿感。婴儿饿了，就哇哇地哭，这是饥饿感；小孩子饿了，就闹着要吃饭，这是饥饿感；成年人早晨起来想吃东西，这是饥饿感；患者病好点了，就有吃东西的欲望，这也是饥饿感。人能有饥饿感，就说明这个人是正常的人、健康的人，也说明此人的胃气很好。

　　胃气是人赖以生存的根气，只可养，不可伤。因此，在诊断上要审察胃气，在治疗上要顾盼胃气，在养生上要调摄胃气。胃气强壮，则气血冲旺，五脏和调，精力充沛，病邪难侵，可祛病延年。

　　《黄帝内经》认为，胃以降为顺，就是胃在人体中具有肃降的功能。胃气应该是往下行、往下降的，如果胃气不往下降，就会影响睡眠，导致失眠，这就叫作"胃不和则卧不安"。

　　我们常说，脾胃共为"后天之本"，因为其具备了消化和吸收的功能，掌管身体能量的吸收和分配。所以，照顾不好我们的脾胃，它就会在供给和能量的分配上给我们"缺斤少两"，让身体的很多器官处于一种"怠工"的状态，身体的运作代谢减慢，人的工作效率就会降低。脾胃的护理很关键，五脏六腑都是我们运转的关键零件，脾胃出了问题"零件"就松了，重新拧紧了，"机器"就好了。血液浓稠了，"机器"就转不动了，还伤害"机器"。毒素太多了，机器就容易变形。

　　此外，胃还和我们的情绪关系密切。虽然我们看不见自己的胃，但它每时每刻都反映着我们的情绪变化。当我们处于兴奋、愉悦、高兴等积极情绪状态时，胃的各种功能发挥正常甚至发挥超常，消化液分泌增加、胃肠运动加强、食欲大增。如果处于生气、忧伤、精神压力大等消极情绪状态，就会使胃液酸度和胃蛋白酶含量增高，胃黏膜充血、糜烂并形成溃疡。如果处于悲伤或恐惧的时刻，胃的情况会更糟，胃黏膜会变白、胃液分泌量减少，胃液酸度和胃蛋白酶含量下降，导致消化不良。因此，要想养护好胃，就要先管理好我们的情绪。

5 对应经络：足阳明胃经

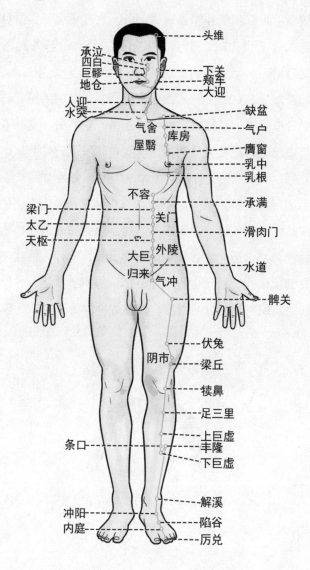

承泣
四白
巨髎
地仓

人迎
水突

气舍
屋翳

不容

梁门
太乙
天枢

大巨
归来

阴市

条口

冲阳
内庭

头维

下关
颊车
大迎

缺盆

气户
库房
膺窗
乳中
乳根

承满

关门

滑肉门

外陵

水道
气冲

髀关

伏兔
梁丘

犊鼻

足三里

上巨虚
丰隆
下巨虚

解溪
陷谷
厉兑

足阳明胃经是人体正面很重要的一条经脉，也是人体经络中分支最多的一条经络，有两条主线和四条分支，主要分布在头面、胸部、腹部和腿外侧靠前的部分。它起于鼻旁，沿鼻上行至鼻根部，入于目内眦，交于足太阳膀胱经；沿鼻外侧下行至齿龈，绕口唇，再沿下颌骨出大迎穴；上行耳前，穿过颌下关节，沿发际至额颅。它的支脉从大迎穴下行，过喉结入锁骨，深入胸腔，穿过横膈膜，归属胃，并与脾相络。它的另一支脉直下足部二趾与中趾缝，此支又分两支，一支自膝膑下三寸分出，下行至中趾外侧；一支从足背分出，至大趾内侧，交足太阴脾经。

从胃经的循行路线可以看出，与胃经关系最为密切的脏腑是胃和脾。脾胃是人体的后天之本，这是因为每个人在出生后，主要依赖脾和胃以运化水谷和受纳腐熟食品，这样人体才能将摄入的饮食消化吸收，以化生气、血、津液等营养物质，才能使全身脏腑经络组织得到充分的营养，以维持生命活动的需要。

【 承泣——告别风泪眼

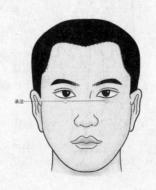

承泣

定位：在面部，瞳孔直下，眼球与眶下缘之间。

主治：（1）目赤肿痛，流泪，夜盲，近视，眼睑瞤动。

（2）口喝，面肌痉挛。

按摩手法：用双手食指同时点揉两侧承泣穴 20 次。

【四白——美白穴

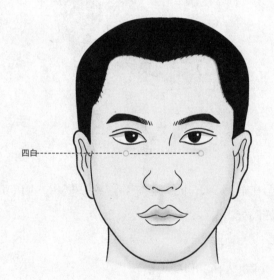

定位：在面部，目正视，瞳孔直下，眶下孔凹陷处。

主治：（1）目赤肿痛，目翳，眼睑瞤动，近视。

（2）面痛，口喝，胆道蛔虫症。

（3）头痛、眩晕。

按摩手法：与承泣穴按摩手法相同。长期按摩四白穴具有美白皮肤、调养容颜的功效。

颊车 —— 瘦脸要穴

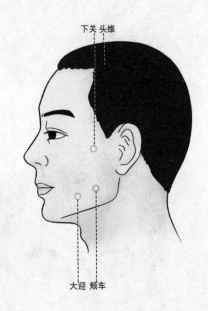

下关 头维

大迎 颊车

定位: 在面颊部,下颌角前上方约一横指,咀嚼时咬肌隆起,按之凹陷处。

主治:(1)口㖞,颊肿。

(2)齿痛,口噤不语。

按摩手法: 用食指指腹点揉颊车穴,左右各30下,有酸、胀感为佳。

颊车指本穴的功用是运送胃经的五谷精微气血循经上头。颊车穴可以放松咬肌,对于想拥有"巴掌脸"的朋友来说可以多加按摩,长期按摩还能纠正左右不对称的"大小脸"。颊车主治上牙齿痛,而合谷穴则是主治下牙齿痛。

【 天枢——调理肠胃的"四磨汤"

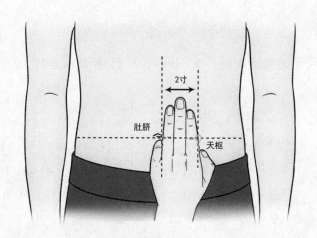

定位：在腹中部，脐中旁开2寸。

主治：（1）腹胀肠鸣，绕脐腹痛，便秘，泄泻，痢疾。

（2）癥瘕，月经不调，痛经。

按摩手法：用双手食指按压左右天枢穴各30次。

便秘者每天坚持在双侧天枢穴处各按揉50～100次，一般两天就能见到效果。如果是腹泻者，首先排便，然后仰卧或取坐位，解开腰带，露出肚脐部，全身尽量放松，分别用拇指指腹压在天枢穴上，力度由轻渐重，缓缓下压（力度以患者能耐受为宜），持续4～6分钟，将手指慢慢抬起（但不要离开皮肤），再在原处按揉片刻。

天枢穴是调理肠胃功能的重要穴位，对胃肠功能有双向调节的作用。因此，无论是腹泻还是便秘，按揉天枢穴都能有很好的疗效。

气冲——"排气扇"

定位：在腹股沟稍上方，脐中下5寸，距离前正中线2寸。

主治：（1）腹痛。

（2）阳痿，阴肿，

疝气。

（3）月经不调，不孕。

按摩手法：用双手食指揉擦

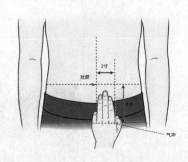

左右两侧气冲穴。

很多人都经历过"胀气"的感觉，肚子鼓鼓的，很不舒服，想放屁却又出不来，这个时候可以找气冲穴帮忙。

足三里——胃经中的"强壮穴"

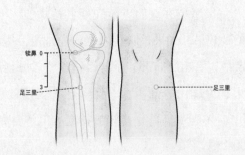

定位：在小腿前外侧，犊鼻下3寸，距离胫骨前缘一横指（中指）。

主治：（1）胃痛，呕吐，噎膈，腹胀，腹痛，肠鸣，消化不良，泄泻，便秘，痢疾，乳痈。

（2）虚劳羸瘦，咳嗽气喘，心悸气短，头晕。

（3）失眠，癫狂。

（4）膝痛，下肢痿痹，脚气，水肿。

按摩手法：正坐，屈膝90°，将大拇指除外，其余四指并拢，置于外膝眼，直下四横指处，大约在外膝眼下方3寸处，以无名指指腹垂直着力按压此穴，有酸、痛、胀、麻的感觉，并且因人不同，感觉会向上或向下扩散。

艾灸疗法：

隔姜灸：用大片生姜，上放艾炷烧灼，一般可灸3 ~ 5壮。除隔姜灸外，还有隔蒜片灸、隔盐灸、隔附子片灸等。

艾条灸：用艾绒卷成直径1.5 ~ 2厘米的艾条，一端点燃后熏灸患处，每周艾灸足三里穴1 ~ 2次，每次灸15 ~ 20分钟，艾灸时让艾条离皮肤2厘米，灸到局部的皮肤发红，缓慢地沿足三里穴上下移动，注意不要灼伤皮肤。

温针灸：针刺之后，在针柄处裹上艾绒点燃加热，可烧1 ~ 5次。

【丰隆——化痰消食兼减肥的大穴

定位：其位于人体的小腿前外侧，外踝尖上8寸，条口穴外1寸，距胫骨前缘二横指（中指）。

主治:（1）咳嗽，痰多，哮喘。

（2）头痛，眩晕，癫狂痫。

（3）下肢痿痹。

按摩手法: 正坐、屈膝、垂足，取
外膝眼到外踝尖连线中点，用食指、中
指、环指的指腹按压（中指着力）穴位，
有酸痛感。每天早晚各按压一次，每次
1 ~ 3分钟。

丰隆是健脾祛痰的要穴，凡与痰有
关的病症，如痰浊阻肺之咳嗽、哮喘，
痰浊外溢于肌肤之肿胀，痰浊流经经络
之肢体麻木、半身不遂，痰浊上扰之头

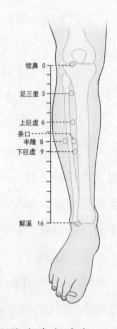

痛、眩晕，痰火扰心之心悸、癫狂等，都可配取丰隆穴治疗。

6 养生要点

辰时养生，早餐当先

现在人们工作、生活节奏越来越快，原本应该坐在餐桌前
享受惬意的早餐时间，却无奈地耗费在了匆匆忙忙上班堵车的路
上。很多人也因为早晨过于匆忙而忽略自己已经"寂寞"了一个
通宵的"胃"。早餐，成了上班族的"奢侈品"。

还有一些女性白领则是刻意不吃早餐，一来可以节约出美容化妆的时间，二来还能节食减肥，看似"一举两得"，实则是对身体的双重伤害！

身体各个脏腑、器官都有自己的节律，就像前面提到的，大肠到了早上5点就要准备排便，你要是不给它"机会"，它就容易出毛病，比如便秘。胃也一样，到了辰时，胃经开始启动，胃开始分泌消化液，准备蠕动消化食物。可是，如果我们不吃早餐，那么胃就只能"空转"，同时，胃还会节律性地分泌消化液，消化液中大部分是"胃酸"，这对于我们的身体而言属于"强酸"，本来是帮助腐熟食物的，结果胃里没有食物，那么这些胃酸就会停留在胃里，慢慢地像酸雨腐蚀建筑物一样腐蚀我们脆弱的胃，久而久之，就形成了胃溃疡；如果胃酸继续流动，流到了十二指肠，就容易形成十二指肠溃疡。

早晨空腹还容易诱发胆囊炎。因为胆囊在夜间储存胆汁，并且对原本稀释的胆汁进行了浓缩，早晨吃饭能够刺激胆囊将胆汁排出，让胆汁参与消化。相反，如果早晨持续空腹，胆囊中的胆汁无法顺利流出，就会刺激胆囊，最常见的就是诱发胆囊炎，同时由于胆汁浓缩、胆管狭窄，还容易形成胆结石或胆道堵塞，后果不容小觑。

早餐，不仅是为您一天的工作提供能量的开始，也是健康生活的开始。很多人以为不吃早饭就可以减肥，其实，这是非常错误的观念。此时吃早饭即使吃得再多也不会胖，因为上午是阳气最足的时候，食物很容易被消化掉，这是辰时饮食的一大

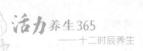

特点。

所以，早上按时就餐是我们必须坚持的一个习惯，注重养生之道，请先从重视早餐开始！

辰时晨练，身体健如钢

辰时，太阳升起来了，阳光普照大地，天地间阳气最重，我们将自然界中的阳气转化到身体内最简单的方法就是在阳光下运动。

人体内的阳气并非独立存在的，它与天上的阳气是息息相通的。辰时晒太阳可以让我们不用花一分钱就能补充体内的阳气，吸收天地之阳气，与之"动则生阳"相得益彰。如果说卯时像蛰伏虫一样伸着懒腰醒来，那么辰时就要充满活力，无论是武术、跑步、太极还是瑜伽，只要喜欢，动起来都好。

晒太阳的最佳时间是早晨，即在清晨太阳刚刚升起时进行。此时空气比较清新，阳光比较柔和，没有中午那么强烈，可以避免灼伤皮肤。为了最大限度地吸收日光，可以将双手举起，掌心对着日光。因为掌心是劳宫穴的位置，这样不仅可以使阳气通过劳宫穴进入人体内，还对心、肺有很好的保护作用。

对于儿童和老年人，即便是简单地坐在凳子上晒太阳，也会使身体更加健康。

晒太阳可以帮助人体获得维生素 D，这也是人体维生素 D 的主要来源。研究发现，1 平方厘米皮肤暴露在阳光下 3 小时，可产生大约 20 国际单位的维生素 D。即使是将婴儿全身穿上衣服，只暴露面部，每天晒太阳 1 小时，也能够产生 400 国际单位维生素 D，接近婴儿每天维生素 D 的全部需要。维生素 D 又称"阳光维生素"，可帮助人体摄取和吸收钙、磷，促使小朋友的骨骼长得健壮结实，对于婴儿软骨病、佝偻病有预防作用，对成年人则有防治骨质疏松、类风湿性关节炎等功效。

晒太阳还可以增强人体的免疫功能，增加吞噬细胞活力。因为阳光中的紫外线具有很强的杀菌能力，一般细菌和某些病毒在阳光下晒半小时或数小时，就可被杀死。

晒太阳还可以预防皮肤病，皮肤适当地接受紫外线的照射，能够有效杀灭皮肤上的细菌，增强皮肤的抵抗力。另外，阳光中的紫外线还可以刺激骨髓制造红细胞，提高造血功能，预防贫血。

晒太阳在调节人体生命节律和心理方面也有一定的功效，能够促进人体的血液循环、增强人体新陈代谢的能力，调节中枢神经，从而令人感到舒展、舒适。

总之，辰时晨练晒太阳的作用是补药不可替代的，多运动就可助生体内阳气，对身体健康大有好处。

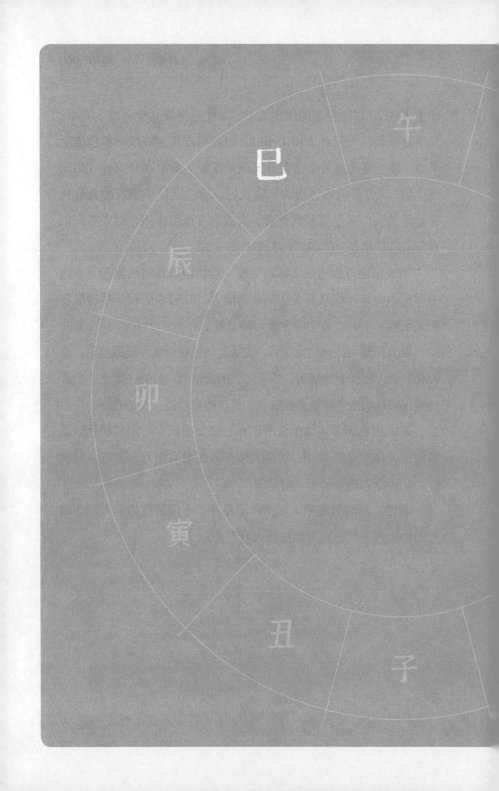

第六章

巳时养生

（9: 00~11: 00）

① 巳时总论

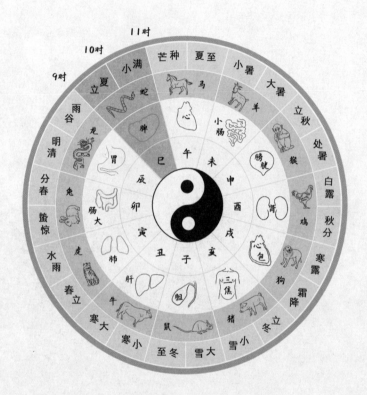

巳时：十二时辰的第六个时辰，上午 9 点到 11 点，此时足太阴脾经（简称脾经）当令。又名隅中，日禺等。

巳时是临近中午的时候。五行属火，主明智，纳心，乃阳气上升之时辰。

"巳"在月份上对应四月，阳气已出，阴气已藏，山川万物一片葱茏，这是一个利于吸收营养和生血的时间。

巳时脾经当令，为保证脾功能的正常进行，此时宜按摩脾经，或进行运动、阅读等，以促进身体气血平稳正常地运行。脾经当令是消化食物的关键时刻，早餐即使吃得多也不会发胖，这和脾主运化有关，如果人体脾的运化功能好，就可以顺利地消化和吸收食物。

中医认为，脾为后天之本，气血生化之源。脾的运化水谷精微功能旺盛，则机体的消化吸收功能才能健全，才能为化生精、气、血、津液提供足够原料，才能使脏腑、经络、四肢百骸，以及筋肉、皮、毛等组织得到充分的营养。反之，如果脾的运化水谷精微功能减退，则机体的消化吸收功能亦因此而失常，所以说脾为气血生化之源。

人出生后，所有的生命活动都有赖于后天脾胃摄入的营养物质。先天不足的，可以通过后天调养补足，以延年益寿；先天非常好，如果后天不重视脾胃的调养，久而久之也会多病减寿。五行中，脾属土，土位居中央，四方兼顾，土能生化万物。脾居中土，与其他脏腑关系密切，脾有损则很容易影响其他脏腑。

肝、心、脾、肺、肾对应木、火、土、金、水，五脏对五行，很容易出现相生相克的疾病传变现象。所以《慎斋遗书》有言："脾胃一伤，四脏皆无生气。"另外，脾还主人体一身之肉，脾气足则肌肉丰活，人体气血通畅，所以肌肉丰满而富有弹性。如果脾气虚，就会出现面部肌肉呆板、全身肌肉酸懒乏力等。

脾是喜欢干燥的，不喜欢湿浊。因为湿浊之气困扰，会影响到脾的运化功能，加重脾工作的负担。中医认为，脾为湿土之脏，主运化，湿为阴邪，耗伤脾阳。脾湿过重，导致全身虚胖。湿气太重伤脾阳之气，脾气受损，无力将食物转化为营养，而滞留为水湿，湿久必浊，囤积为脂肪。

我们来看一下甲骨文的"巳"字：

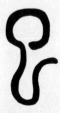

外形像是一个刚成形的婴儿。人体元气孕育的精华，一个新的生命已经成形了。《说文解字》说巳时，阳气毕出，阴气都已经收敛。

② 对应节气：立夏

立夏，是二十四节气中的第七个节气，夏季的第一个节气，交节时间在每年公历 5 月 5 日至 7 日。此时北斗七星的斗柄指向东南方，太阳黄经达 45°。立夏，是标示万物进入旺季生长的一个重要节气。历书："斗指东南维，为立夏，万物至此皆长大，故名立夏也。"立夏后，日照增加，逐渐升温，雷雨增多，农作物进入了苗壮成长阶段。

立夏表示告别春天，是夏天的开始。夏天的气候特点为多湿。又由于长夏天气炎热，腠理大开，人体阳气外泄过多，极易中寒，以致脾胃虚弱，最容易引发脾胃疾病，包括流行性消化系统传染病。

中医很早就有"脾旺长夏"的理论。长夏在五行属土，在五方属中央，在五气属湿，在五脏属脾。脾胃位于身体的中央，脾胃和三焦构成人体上输下传的太极枢纽，起着升清降浊的作用。"脾主运化""与胃相表里"，脾胃承担着消化食物、供应营养的重要任务，就像自然界土之养育万物，所以中医特别强调"脾为后天之本""气血生化之源"。又因脾主四肢肌肉，脾胃功能强健，则人体肌肉强壮、健康、少病、长寿。《黄帝内经》所强调的"正气存内，邪不可干，邪之所凑，其气必虚"中的正气，就是指脾胃把水谷化为精微，并将精微物质转输至心肺，进而化生气血，布散于周身的功能。气血充沛，正气充足，脏腑、经络、四肢百骸得到充分的营养，才能保持人体内环境的稳定，保证正常的生理功能。所以脾胃之气，被称为正气、中气。现代医学也认为，脾是人体最大的免疫器官，与人体健康长寿密切相关。

若脾土运化之功能降低，虽能日进饮食，但不能化生气血，就会使心、肝、肺、肾等各脏腑、组织、器官皆失其滋养；或因长夏湿气太重，成六淫之湿邪，反困其脾；或因平素脾胃虚弱，又为湿邪所伤，诸多脾胃之病亦由此而起；"脾喜燥恶湿"，当湿气过盛，影响脾的正常功能时，常常进一步引起多系统的疾病，人体抵抗力也会随之降低。由此可见，长夏养生必须重点养护脾胃。

③ 对应属相：蛇

巳时，上午9点到11点，蛇开始活跃起来，在属相中，巳时和蛇相对应。蛇在古代就是大蚯蚓，它有钻土的能力，能够把土地疏松，而脾就是具有这种功能的。脾经当令时，适合理家或读书，如果不需要上班，那么到户外去晒太阳也是不错的选择。

我们一般提起蛇都会想到它的狠毒，继而产生一种恐惧感，其实蛇本身也有很多正面的象征。

蛇的第一个象征意义是阴险、冷漠。这大约与蛇是冷血动物有关，因此阴冷也被认为是蛇的特性。再加上蛇没有声带，不能发出声音，这更加深了它阴冷的印象。

蛇的第二个象征意义是莫测。蛇没有脚却可以爬行，又往往来无影去无踪，显得很神秘。神秘引发人们对蛇的崇拜。

蛇的第三个象征意义是正面的，即幸运、吉祥和神圣。人们把蛇分为家蛇和野蛇，有些地方认为家里有了家蛇是吉兆。把两条蛇的形象雕刻在拐杖上，代表使节权，是国际交往中使节专用的权杖，蛇又成为国家和权威的象征。

蛇的第四个象征意义是长寿、生殖和财富。在中国传统文化中，蛇和龟是长寿的象征。蛇还是财富的象征，蛇有自己的地下王国，里面有无数宝藏。

④ 对应脏腑：脾

　　脾为后天之本，主管统血和肌肉。我们要按时吃早饭，保证食物的供给，按时作息，保持开朗的性格，这些都有利于脾功能的正常运行。脾的功能正常，全身的能量供给都能得到保证，人体就处于一个健康状态。

　　脾在人体中的地位非常重要。《黄帝内经素问》的遗篇《刺法论》中说："脾者，谏议之官，知周出焉"，意思是说，脾能够知道方方面面的问题都出在哪儿，即"知周"，然后通过自己的作用把这个问题改善掉。脾在中央，所以它的主要服务对象是心和肺。如果对照现代社会，谏议之官就相当于检察院系统，负责看各方出现什么问题，然后再把这些问题传达给中央。

　　中医的五脏六腑与解剖学有一定的关联，但又不仅仅是解剖学上的五脏六腑。中医的五脏包括心、肝、脾、肺、肾，指的并不只是我们的五个器官，它指的是我们人体功能运转的五个相互关联影响的体系，是对人体运行规律的高度总结和概括。

　　中医所说的脾是包括胰腺和脾的，中医所描述的脾的功能也都涵盖了这两个器官的功能。胰腺是人体的消化大腺，不仅能够分泌多种消化液辅助消化，还能够分泌胰岛素，来促进身体各个器官吸收利用糖分。解剖学上的脾脏，之前一度被认为是人体无用的器官，后来进一步进行生理学研究才发现，解剖学上的脾脏是白细胞的大本营，白细胞在骨髓中造出来，但是这时候的白细胞还不能称为人体的卫士，需要到脾脏中进一步发育、调整才能变成成熟的白细胞。没有了脾脏，人体的白细胞仍然会慢慢成熟，但效率会大大降低，因此脾脏又被比喻为人体内部的"警察大学"。

中医认为脾为后天之本，主运化，为气血生化之源，是人体消化、吸收、排泄的总调度，又是人体血液的统领。具体来说，包括以下几个方面。

脾主运化

一是运化水谷的精微。饮食入胃，经过胃的腐熟后，由脾来消化吸收，将其精微部分，通过经络，上输于肺。再由心肺输布于全身，以供各个组织器官的需要。

二是运化水液。水液入胃，也是通过脾的运化功能而输布全身的。如果脾运化水谷精微的功能失常，则气血的化源不足，容易出现肌肉消瘦、四肢倦怠、腹胀便溏，甚至引起气血衰弱等。如果脾运化水液的功能失常，可导致水液潴留，聚湿成饮，引发痰饮或水肿等症。

在《黄帝内经》中，脾胃被誉为"仓廪之官"。在古代，仓廪之官专门负责一个地方的粮食调度，属于权力很大的重要官位。对于人体来说，脾胃相当于管理粮仓的官员，主要负责对食物进行接纳、消化、吸收、储存、运输。正是依靠脾胃的辛勤劳作，五脏六腑、四肢百骸才能得到足够的营养滋补和能量供应。

脾主统血

脾负责统摄血液的运行，这种作用是通过"气摄血"得以实现的。因此，只有脾正常工作，才能确保人体内的血液得到有效的循环。

血液在脉道正常运行，除了依赖心的推动、肝的调节，还依赖于脾气的统摄控制，使之循经运行不致溢于脉外。所以脾气充足，则血不妄行。所谓"五脏六腑之血，全赖脾气统摄"，就是指脾具有固摄血液的功能，确保血液在脉内运行，避免外溢出血。一旦脾气受损，丧失了调节血液的功能，患者就会出现尿血、便血、皮下出血等症状。由此可见，我们必须高度重视对脾的调养。

脾主肌肉和四肢

《黄帝内经》中提到："脾主肌肉……脾病不能为胃行其津液，四肢不得禀水谷气，气日似衰，脉道不利，筋骨肌肉皆无气以生，故不用焉。"意思是说，全身的肌肉都要依靠脾胃所化生的水谷精气来充养，脾气健运，肌肉才能丰满、发达、健壮。

人体的肌肉、四肢依靠气血津液等物质来滋养，而这些营养物质的来源又有赖于脾。因此，脾气健运，营养充足，则肌肉丰满壮实，四肢活动有力。反之，脾气衰弱，营养缺乏，则肌肉消瘦或萎缩，四肢乏力。

　　老百姓看一个人身体好不好，最习惯看其肌肉是否发达。如果看到一个健壮的小伙子，我们喜欢说他长得很"结实"，意思是夸他肌肉健壮，身体强壮。也就是说，我们通过"目测"往往能窥探出身体的脾经是不是运行正常。

　　有的人睡觉时经常流口水，这不但不卫生，而且很不雅观，这也是脾气虚弱的警告。因为人的肌肉在睡眠状态下本来就会放松，如果脾气虚弱，肌肉就没有"力气"保持基本的紧张度，就会出现流口水的"窘态"。长期流口水的人可以多吃一些健脾和胃的中药，如薏苡仁、山药等，用来煮粥吃，粥能养胃。

【脾开窍于口、其华在唇

　　脾与口唇有密切关系，口唇能反映脾胃的功能，通过口的辨味功能和唇的色泽，可以了解脾气的强弱。脾气健运，则唇色红润，口能识五味。反之，脾气虚弱，则唇色淡白，饮食乏味。

　　脾开窍于口，观察舌头，也能了解脾的状况。一般来说，如果舌质颜色偏淡，舌边出现牙齿的咬痕，就说明你的脾不正常了。

　　脾对食物的消化和吸收起着十分重要的作用，很多胃肠道疾病都出现或伴有脾虚症状，有脾气虚、脾阳虚、中气下陷、脾不统血等证型。脾虚证是指中医所称的由于脾虚弱而引起的病症，主要症状有呕吐、泄泻、水肿、出血、经闭、带下、四肢逆冷、小儿多涎等。

⑤ 对应经络：足太阴脾经

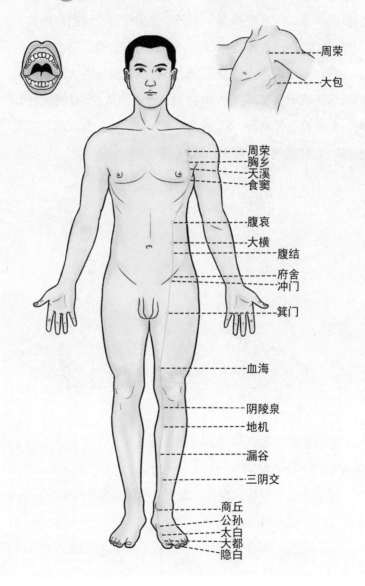

周荣
大包

周荣
胸乡
天溪
食窦

腹哀
大横
腹结
府舍
冲门
箕门

血海

阴陵泉
地机
漏谷
三阴交

商丘
公孙
太白
大都
隐白

脾经的循行路线是从大脚趾末端开始，沿大脚趾内侧脚背与脚掌的分界线，向上沿内踝前边，上至小腿内侧，然后沿小腿内侧的骨头，与肝经相交，在肝经之前循行，沿股内侧前边，进入腹部，再通过腹部与胸部的间隔，夹食管旁，连舌根，散左舌下。脾经不通时，人体会出现以下症状：身体的大脚趾内侧、脚内缘、小腿、膝盖或者大腿内侧、腹股沟等经络线路会出现冷、酸、胀、麻、疼痛等不适感；或者全身乏力，有胃痛、腹胀、大便稀、心胸烦闷、心窝下急痛等。

【 太白 —— 调理脾胃寻太白

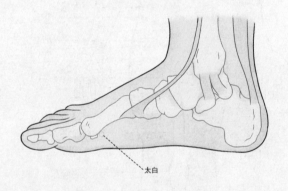

太白

定位：位于足内侧缘，当足大趾本节（第1跖骨关节）后下方赤白肉际凹陷处。

主治：（1）胃痛，腹胀，腹痛，泄泻，痢疾，便秘，纳呆。

（2）脚气。

按摩手法：将右脚抬起，放在左腿的大腿位置，用左手的大拇指按压脚的内侧缘，此时太白穴一般会有酸胀感。左侧太白穴按摩方法与之相反。两侧穴位每天早晚各按压1次，每次按压约3分钟。

艾灸脾经太白穴，可以调理疏通经气，缓解肌肉酸痛的症状。我们可取艾条一段，采用温和灸灸两侧太白穴约20分钟。

【公孙——腹胀腹痛找公孙

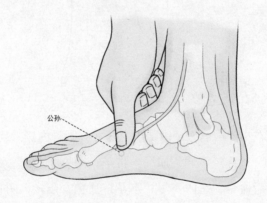

定位：在足内侧缘，当第1跖骨基底的前下方。

主治：（1）胃痛，呕吐，腹胀，腹痛，泄泻，痢疾。

（2）心痛，胸闷。

按摩手法：按摩时将左脚抬起，跷起放在右腿上，右手轻握脚背，大拇指弯曲，指尖垂直按摩此穴位，早晚各按摩1次，每次约3分钟。

按摩此穴能有效调理脾胃、冲脉，可以治疗胃痛、腹痛、呕吐、腹泻、痢疾等疾病，尤其是对女性生理性疼痛、月经不调、颜面水肿、食欲不振具有良好的疗效，长期按压此穴，还能够缓解胸闷、腹胀等症状。

三阴交——更年期综合征的调理大药

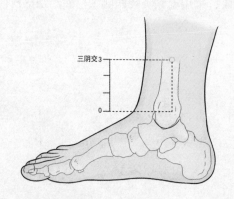

三阴交3

0

定位： 在小腿内侧，足内踝尖上 3 寸，胫骨内侧缘后方。

主治：（1）月经不调，崩漏，带下，阴挺，经闭，难产，产后血晕，恶露不尽，不孕，遗精，阳痿，阴茎痛，疝气，小便不利，遗尿，水肿。

（2）肠鸣腹胀，泄泻，便秘。

（3）失眠，眩晕。

（4）下肢痿痹，脚气。

按摩手法： 正坐，抬起一只脚，放在另一条腿上，一只手的大拇指除外，其余四指轻轻握住内踝尖，大拇指弯曲，用食指指尖垂直按压胫骨后缘，会有强烈的酸痛感。每天早晚各按压 1 次，每次按压 1～3 分钟。对三阴交的刺激，也可以用艾灸法。月经开始前 5 ~ 6 天，每天花 1 分钟刺激本穴，或用食指或拇指指端点揉三阴交，左右各 30 次，以有酸、胀感为佳。注意：孕妇禁按此穴位。

【地机——善治各种血证

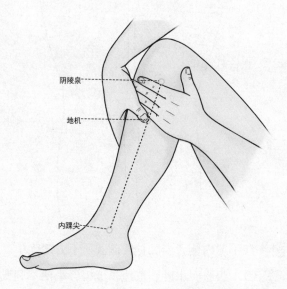

阴陵泉——

地机——

内踝尖——

定位 在小腿内侧，当内踝尖与阴陵泉的连线上，阴陵泉下 3 寸。

主治 （1）腹胀，腹痛，泄泻，水肿，小便不利。

（2）月经不调，痛经，遗精。

（3）腰痛，下肢痿痹。

操作方法 艾炷直接灸 3 ~ 5 壮；温和灸 10 ~ 15 分钟。可以每日按揉 30 ~ 50 次。

【 阴陵泉——解决黑头难题的妙穴

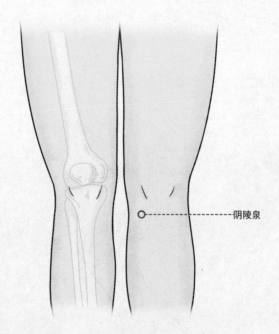

阴陵泉

定位: 在小腿内侧，当胫骨内侧髁后下方凹陷中。

主治:（1）腹胀，水肿，黄疸，泄泻，小便不利或失禁。

（2）阴茎痛，遗精，妇人阴痛，带下。

（3）膝痛。

按摩手法: 用食指点按阴陵泉，或将拇指与其余四指相对，拇指指端点揉阴陵泉，直到酸、胀感强烈为佳。左右各30次。

阴陵泉是脾经经气汇聚的地方，此穴能清脾理热、宣泄水液、化湿通阳，对通利小便、治疗脐下水肿有特效。长期按摩此穴对尿失禁、尿路感染、女性月经不调、阴道炎等症有很好的改善、调理和保健效果。喜欢喝酒的朋友经常按摩这个穴位，可以促进水湿的排泄。按摩双侧阴陵泉穴还可以治疗慢性前列腺炎、肛门松弛（每次按摩 100 ~ 160 次，每日早晚各按摩 1 次）。

【血海——不吃药的补血佳穴

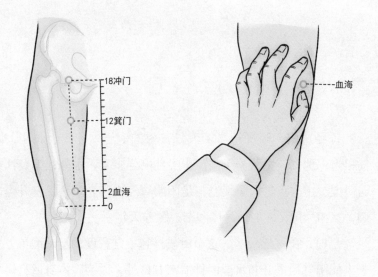

定位：屈膝，在大腿内侧，髌底内侧端上 2 寸，当股四头肌内侧头的隆起处。

主治：（1）月经不调，经闭，崩漏。

（2）湿疹，瘾疹，丹毒。

操作方法：每天上午 9 ~ 11 点刺激血海穴最佳，因为这个时间段是脾经经气旺盛的时候，人体阳气处于上升趋势。直接按揉

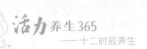

即可，每侧 3 分钟，力度以能感到穴位处有酸胀感为宜。

21 ～ 23 点可进行艾灸。老年人因性腺和内分泌功能减退，皮脂腺和汗腺萎缩，会使皮肤过于干燥，皱缩的皮肤内分布的神经末梢感受器老化退化，向中枢发出异样的刺激信号，所以老年人身上经常瘙痒，用艾条灸血海穴能有效止痒。

6 养生要点

胃经和脾经互为表里

胃经属阳，阳气相当于天气，主护卫于外；脾经属阴，阴气相当于地气，主营养于内。胃经性刚强多实，主外；脾经性柔弱多虚，主内。足太阴脾经与足阳明胃经互为表里，二者升降协调，互相为用，才能使身体和谐，颐养天年。

巳时，阳气比较多，这个时候进行一定程度的运动锻炼，对于人体阳气的提升和水湿的排泄都有好处。因为脾本身就喜燥恶湿，还统管着人体一身之肉。

巳时也是我们一天中精气神最佳的时候，此时大脑充满活力，工作效率较高。大多数人上班时间是朝九晚五，这个工作时间符合天时。如果有的人经常在这个时间犯困，则说明这些人可能是脾虚湿盛，必须养脾化湿。如果犯困，我们可以先将十个脚趾头放松数秒钟，再将十个脚趾头用力收缩数秒钟，如此反复，

连做数次。这样会收紧下身的肌肉和经络，促进气血的运行，振
奋精神。

从运动中养护脾经

我们要想养好脾经，不能只靠食补，吃进去后还要运动，有
营养的食物吃下去消化吸收了才会有价值。养脾经主要是养脾
胃。脾胃的主要功能是对食物进行消化吸收，保证水谷精微（营
养物质）对机体的营养和滋润。所以，在日常生活中最重要的脾
胃养生保健方法是注意饮食的调养。但是光吃不动，脾胃不能健
康地运转，所以，运动也是非常重要的。

我们可以通过以下运动养护脾经。

（1）体育运动

体育运动可包括散步、慢跑、登山、游泳等。中老年人根据
自己的体质状况选择适合自己的运动方式。坚持锻炼，对脾胃的
养生保健很有益处。

（2）多动脚趾

多动脚趾这个观点在我国传统医学中很早就有论述。《黄
帝内经》认为，人体的各个脚趾都与脏腑相通：肺、大肠属
金，对应大趾；脾、胃属土，对应二趾；心、小肠属火，对应三
趾；肝、胆属木，对应四趾；肾、膀胱属水，对应五趾。脚趾
位于人体的末端，远离心脏，足尖部位的血液循环较差。足趾
产生的病理改变会通过经络反馈到相应的脏腑器官，产生多种

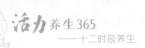
症状。

脾胃虚弱的人经常活动脚趾，可以促进体内气血通畅、阴阳平衡、扶正祛邪。睡前按捏脚趾15分钟左右，对于久坐办公室、缺乏运动的白领尤为适宜。冬季天气寒冷，气血运行不畅，捏脚趾更有意义。

调理脾胃须单举

（1）立身正直，对拉拔长

立身正直，是指脊柱自始至终要保持正直。对拉拔长，一是指头顶与尾闾上下对拉拔长（对脊柱的立身正直、椎骨节节松开、气机运行具有重要的作用）；二是指左右上肢的上下对拉拔长。

立身正直，对拉拔长是本式动作的基础。一方面，因本式关键是要使脾升胃降，升清降浊，所以只有立身正直，对拉拔长，才能使气机的升降出入自然而流畅。另一方面，立身正直，对拉拔长还可使脊柱内各椎骨间的小关节及小肌肉得到充分的锻炼，对增强脊柱的灵活性与稳定性具有重要作用。

（2）以肩带臂，舒胸屈肘

本式定势动作要求两臂随两腿伸直，一手上托，肘关节微屈，掌心向上；另一手则下按至髋关节旁，肘部微屈，掌心向下，并且当双手上下交替导引时，无论是上托还是下按，均要力达掌根。其目的主要是通过闭气行气，导引丹田之气达于四梢，使气机的升降出入、升清降浊得当，进而达到脾升胃降，健脾和胃的效果。要达到此目的，关键是导引时要用肩部带动两臂，而不是单靠两肘的运动。肩部伸展，可以舒张同侧胸胁，使相应的脏腑器官得到抻拉；肩部沉按，可以增加同侧胸胁的压力，如此反复抻拉与按压，对人体内脏起到相应的保健按摩作用，达到加强脏腑经络气血运行的效果。如果导引时两肘伸直，则会使臂部力量相对集中于肘部，导致两肩与胸廓在抻拉与按压中不能舒展，使导引的健身作用仅仅局限于上肢关节功能的改善，抑制和削弱了对胸廓及相关脏腑器官的保健作用。因此，要注意充分舒展胸廓，以肩为力带动两掌上托与下按，并且上托与下按要充分，肘关节不能用力，保持自然弯曲。

（3）闭气通脉，劲达掌根

本式动作要运用意识导引上托之手犹如托天一样，使清气上升，下按之手犹如按地一样，使浊气下降，并在定势时坐腕（沉腕）闭气（注意闭气只是短暂的 1 ~ 2 秒时间，以舒适自然为要），意使吸入之清气内存而通调血脉，导气于上肢，劲达掌根。

（4）意想丹田，抻拉两胁

本式功法动作意念的重点在于意想丹田，并通过左右上肢的上托下按，抻拉两胁，导引丹田之清气上升，经头顶及掌心与天气相合，浊气下降经脚底涌泉及手掌排出体外与地气相合，并在定势时意想丹田之气贯达四肢之梢，劲达掌根。然后随着松腰沉髋、松肩垂肘，上托之上肢的内旋下落，意采天地之精华从两掌、头顶百会及脚底涌泉经四肢复归于丹田。如此往复运动，则能使清气得升，浊气得降，从而增强脾升胃降的属性功能，达到调理脾胃，健身延年之目的。

人体是精密的圆运动系统，在此系统里，肝升胆降、脾升胃降、肾水上升、心火下降。其中，脾土左升，肝气和肾水随之升；胃气右降，胆气和心火随之降；可见，在这个圆运动系统里，脾胃中土为"交通枢纽"，带动其他脏腑气机升降，为最重要的回环。

《黄帝内经》说：脾胃为后天之本。我们摄入水谷，经过胃的腐熟和脾的运化，转化为精微以滋养全身。因此，脾胃功能的强弱，直接关系人体生命的盛衰。

如果脾胃气机阻滞，甚至逆行，脾不升清，胃不降浊，除了会出现呃逆、腹胀、不思饮食、呕吐、便秘或腹泻等胃肠道症状外，还可出现胆火心火不降、上面热，如口渴、口苦、口舌生疮、眼睛红、胆汁反流、心悸、失眠、烦躁等，而肝木肾水不升、下面寒，出现腿脚凉的症状。

我们通过"单举"这样反复上撑下按的方式，引动脾胃气机，让这一中轴回环运转正常，从而带动经络脏腑气机的升降开合，让人体内的圆运动顺畅无阻。

依据五行生克理论，脾胃属土，肝胆属木，木克土，肝胆会克制脾胃。现代人常常因为压力、情绪问题，导致肝胆之气郁滞，进而出现食欲不振、消化不良的现象，就是这个道理，如果肝气条达、心情舒畅，饭自然就吃得香。所以，如果我们能主动疏解压力，保持情绪放松，使得肝胆之气平和条畅，就可以让脾胃健运，恢复良好的身心状态。

我们可以通过抻拉循行于两肋的肝经和胆经，从而有效疏理肝胆郁滞之气。现代医学也证实：当人们专注于和缓的运动时，交感神经会放松，体内分泌的内啡肽会增加，从而使人产生愉悦的感觉，迅速驱走郁闷，释放疲劳感，促进代谢。

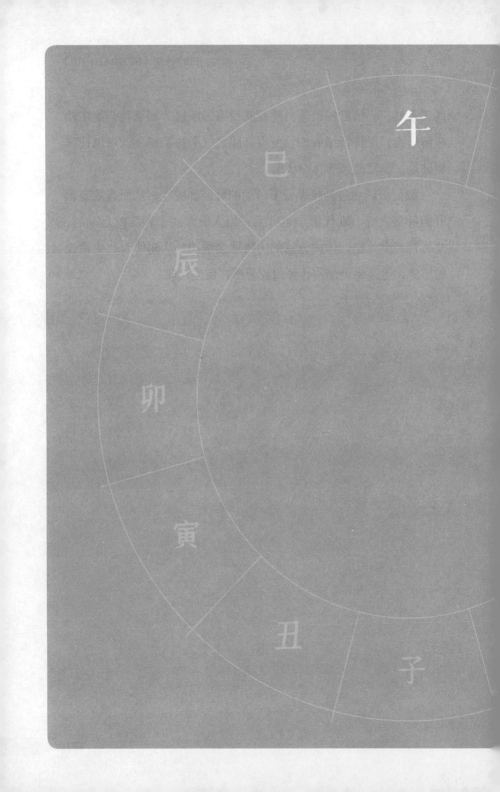

第七章

午时养生

（11: 00~13: 00）

申

酉

戌

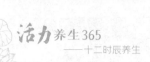
1 午时总论

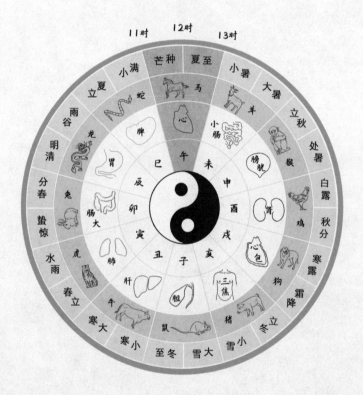

午时：十二时辰的第七个时辰，中午 11 点至 13 点，此时手少阴心经（简称心经）当令。又名日中、日正等。

午时是正午太阳走到天空正中的时候，是人体气血阴阳交替转换的一个临界点。午时阴长阳消，短暂的休息能让心经气血充足、畅行无阻。以人体气的变化来说，阳气是从半夜子时开始生长，午时阳气最亢盛，午时过后则阴气渐盛，子时阴气最为旺盛，所以人体阴阳气血的交换是在子、午两个时辰。午时和子时是相对的，子时一阳初生、午时一阴初生，在这种阴阳交替的关键时刻，人们最好处于休息的状态。

午时宜养生安神。

这个时候最忌情绪激动，所以中午的时候大家要尽力保持心情的平静。但午休这个最简单易行同时也是疗效很好的保养方法却往往容易被大家忽略。

午时养生止虚汗。

"汗为心之液"，现在很多白领长期在办公室伏案工作，一年四季都像"温室里的花朵"，很少有机会出汗，因此很多人选择去健身房运动，觉得出汗是"排毒"的表现，其实不然。适当的出汗，有助于体内毒素、废物的排出。一旦出汗过度，或者是"动辄汗出"，这就是老百姓常说的"出虚汗"。《素问·阴阳别论》说："阴搏阳别，谓之有子；阴阳虚，肠澼死；阳加于阴，谓之汗；阴虚阳搏，谓之崩。"如果在夜间出汗过度，属于"阴虚盗汗"；如果在白天出汗过度，则属于"气虚自汗"。"吓得冷汗直冒"，多是惊扰心神所致。

我们在治疗各种疾病时，首先要安心神，只有稳住了这个"君主"，才能管理好其他脏腑。正所谓"主明则下安""主不明则十二官危"，心明则神清，神清则身健。养生先养心，养心就要宁心养神。

正午时分是一天中阳气最盛的时候，人体自身的阳气也达到一天中相对旺盛的状态，此时在阳光下散步，易激发人体的阳

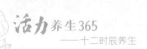
气，散步时背部朝向太阳，可促进气血运行，加快新陈代谢。

我们来看一下小篆的"午"字：

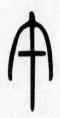

午时阳气已达巅峰，而阴气蠢蠢欲动，"一阴初生"，正与阳气相交、相抗，此消彼长，阴阳开始转换。

② 对应节气：夏至

夏至，是二十四节气中的第十个节气。斗指午，太阳黄经90°，于公历6月21～22日交节。夏至是太阳北行的转折点，夏至这天过后太阳将走"回头路"，太阳光直射点开始从北回归线向南移动。对于位于我国北回归线以北的地区来说，夏至日过后，正午太阳高度开始逐日降低；对于位于我国北回归线以南的地区来说，夏至日过后，正午太阳高度经过南返的太阳直射后才开始逐日降低。

夏至在中夏之位，即午位，午属阳；夏至虽然阳气较盛，且白昼最长，但是却未必是一年中最热的一天，因为此时接近地表的热量仍在积蓄，并没有达到最多的时候。夏至以后地面受热强烈，空气对流旺盛，容易形成雷阵雨。

夏至既是二十四节气之一，在古时也是民间"四时八节"中的一个节日，自古民间有在夏至拜神祭祖的习俗。《恪遵宪度》说："日北至，日长之至，日影短至，故曰夏至。至者，极也。"夏至之名由此而来。

夏至是一年里太阳最偏北的一天，是太阳北行的转折点，夏至这天太阳光直射点开始从北回归线向南移动，且纬度越高，白昼越长。这是地球自转轴倾斜造成的"昼长夜短效应"，越接近两极越明显的缘故。

夏至分三候，一候鹿角解：鹿的角朝前生，所以属阳。夏至日阴气生而阳气始衰，所以阳性的鹿角便开始脱落。而麋喜泽属阴，所以在冬至日角才脱落。二候蝉始鸣：雄性的知了在夏至后因感阴气之生便鼓翼而鸣。三候半夏生：半夏是一种喜阴的药草，因在仲夏的沼泽地或水田中出生所以得名。由此可见，在炎热的仲夏，一些喜阴的生物开始出现，而喜阳的生物开始衰退。

3 对应属相：马

在十二生肖中，午时对应属相马。在古代，马是当之无愧的主要交通工具。马的特点是善于奔跑，耐力持久。午时，太阳当顶，阳气达到极点，阴气渐渐增加，在阴阳换柱之时，一般动物

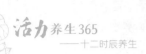

都躺着休息，只有马还习惯性地站着，甚至睡觉也站着，从不躺着。这样，午时就和马相对应。

按照中医理论，午时正是心经开始工作的时辰。心主血脉，心脏时时刻刻都在跳动，催动着全身的血液如奔马般一刻不停地在血脉里"奔跑"。午时，太阳当头照，此时心经工作，最好处于休息状态，养心静气。

4 对应脏腑：心

《黄帝内经》说："心主神明，开窍于舌，其华在面。"心主神志，藏神。中医所说的"心"与西医的"心脏"略有不同，中医所说的"心"包括心脏、精神和脑力，以及与心相关的其他脏腑组织。心为神明之官、五脏六腑之主。

一个人"心主神志"的生理功能正常，则神志清明、思维敏捷、精力充沛；如果"心主神志"功能失调，就会出现失眠、多梦、神志不宁、反应迟钝、健忘、精神不振、昏迷等现象。

在生活中，当精神紧张、思虑过度或受到惊吓时，往往会出现心神不宁甚至悸动不安的情况，有时还会有失眠、多梦等症状。西医认为，这些症状的发生都是植物神经功能紊乱的一种表现，但缺乏好的治疗方法。中医从心所藏之"神"出发，认为这些植物神经功能紊乱的发生，是心所藏之"神"的不足所致，从而运用安神的方法治疗心慌、失眠、多梦等症，并取得了很好的疗效。

《黄帝内经》说："心者，君主之官。神明出焉。故主明则下安，主不明，则十二官危。"把人体的五脏六腑命名为十二官，而心为君主之官。君主，是古代国家元首的称谓，有统帅、高于一切的意思，是一个国家的最高统治者，是全体国民的主宰者。把心称为君主，就是肯定了心在五脏六腑中的重要性。

现代医学认为，人的精神、意识、思维活动属于大脑的生理功能，是大脑对外界客观事物的反映。而中医从整体观念出发，认为人的精神、意识、思维活动是各脏腑生理活动的反映，因此把神分为五个方面，分别与五脏相应。故《黄帝内经素问》说："心藏神、肺藏魄、肝藏魂、脾藏意、肾藏志。"人的精神、意识、思维活动，虽然与五脏都有关系，但主要还是归属于心的生理功能。

心的第一大功能是"藏神"，是指精神、思维、意识活动及这些活动所反映的聪明智慧，都是由心所主持的。只要"心主神明"的功能正常，我们的精神就会健旺，神志也会极为清楚。反过来，如果神志异常，就容易出现健忘、失眠、惊悸等症状，同时还会引起其他脏腑功能的紊乱。此外，"心主神明"还说明：心是人的生命活动的主导者，对各个脏腑具有统率作用，一旦心发生了病变，那么其他的脏腑自然也会出现各种疾病。因此，以君主之官比喻心的重要作用和地位是一点也不为过的。

心的第二大功能是主管血脉，它包括主血和主脉两个方面。全身的血，都在脉中运行，依赖于心的推动作用进而输送到全身。脉，即血脉，是气血流行的通道，又称为"血之府"。心是血液循环的动力器官，它推动血液在脉管内按一定方向流动，从而运行周身，维持各脏腑组织器官的正常生理活动。中医把心的正常搏动、推动血液循环的这一动力和物质，称为心气。另外，心与血脉相连，心所主之血，称为心血，心血除了参与血液循环、营养各脏腑组织器官外，还为神志活动提供物质能量，同时灌注到心本身的脉管，维持心的功能活动。因此，心气旺盛、心血充盈、脉道通利，心主血脉的功能才能正常，血液才能在脉管内正常运行。

综上而言，如果心能保持正常，身体其他脏腑也就能有条不紊地发挥其作用；如果心里充满着各种贪欲杂念，身体的其他脏腑也会受到影响，从而失去各自应有的作用。

⑤ 对应经络: 手少阴心经

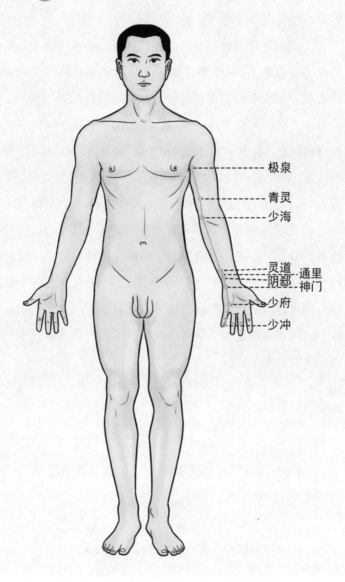

极泉

青灵

少海

灵道　通里
阴郄　神门

少府

少冲

明末清初名医陈士铎认为，心经有热则咽干，心经有邪则肋痛、手臂痛、掌中热痛，心脉痹阻则心痛，心经与心紧密相连，养护心经是生死攸关的大事。

午时一定要养好心经。心经起始于心中，出属于心周围血管等组织（心系），向下通过横膈，与小肠相联络。它的一条分支从心系分出，上行于食道旁边，联系于眼球的周围组织（目系）；另一条支脉，从心系直上肺脏，然后向下斜出于腋窝下面，沿上臂内侧后方，行于手太阴肺经和手厥阴心包经的后面，下行于肘的内后方，沿前臂内侧后边，到达腕关节尺侧豌豆骨突起处（锐骨骨端），入手掌靠近小指的一侧，沿小指的内侧到指甲内侧末端。

当心经出现异常时，反映到人体的外部症状有：心胸烦闷、疼痛、咽干、口渴、眼睛发黄、胁痛、手臂一面靠小指侧那条线疼痛或麻木、手心发热等。经常在上午 11 点到下午 1 点敲打心经不仅可以缓解这些症状，还可以放松上臂肌肉，疏通经络。此外，点揉和弹拨心经上的重点穴位，可以改善颈椎病压迫神经导致的上肢麻木等症。

极泉——穴位里的"开心果"

定位: 上臂外展，在腋窝顶点，腋动脉搏动处。

主治: （1）心痛，心悸。

（2）胸闷气短，胁肋疼痛。

（3）肩臂疼痛，上肢不遂，瘰疬。

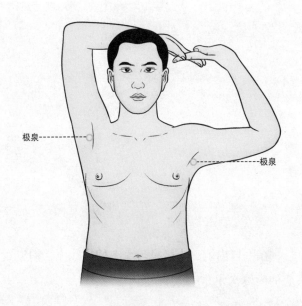

极泉

极泉

按摩手法：端坐，手臂平伸，举掌向上，屈肘，掌心向着自己头部，用一只手去按压另一侧腋窝正中的凹陷处；另一侧也是如此操作，先左后右，早晚各一次，每次5分钟。

心悸心慌按摩手法：将一手食指伸入对侧腋窝内，用力弹拨此穴位，此处腋神经、腋动脉、腋静脉集合成束，弹拨时手指下会有条索感，注意弹拨时手指要用力向内勾按，弹拨的速度不要过快，直至出现明显的酸、麻感，并向肩部、上肢放射。

胃胀按摩手法：用大拇指指肚使劲按压左侧极泉穴，连续按20下，胃胀很快就会得到缓解。然后把捣碎的白参片贴在此穴上，再用医用纱布和医用胶布固定，贴12小时，休息12小时。

青灵 —— 按摩、针刺治胁痛

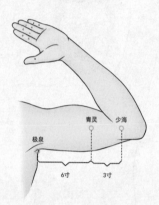

定位： 在手臂内侧，当极泉与少海的连线上，肘横纹上3寸，肱二头肌的内侧沟中。

主治：（1）头痛，胁痛，肩臂疼痛。

（2）目视不明。

按摩手法： 拇指揉按该穴，左右各揉按1～3分钟。

膻中 —— 人体自己的速效救心丸

定位： 前正中线上，两乳头连线的中点。

主治：（1）胸部疼痛。

（2）腹部疼痛。

（3）心悸。

按摩手法： 采用揉法，即用拇指或由手掌大鱼际部先顺时针后逆时针方向各按揉20次，反复10次。或用擦法，即用拇指或手掌大鱼际部由上向下按擦即可，持续 5 ~ 10 分钟。这样膻中穴就会收到信号，来解决出现的问题。

膻中虽然不是心经上的穴位，但是它对心脏病，或者说是对冠心病的辅助治疗有非常好的效果。如果把心比喻成藏在深宫的皇帝的话，那么膻中穴就是在皇宫门口守卫的武士。为什么这么说呢，人体的胸部就像一个大房子，在这个房子里面最核心的就是心，而房子就是对心的保护。如果房子出现了漏洞，心就会出现疾病。膻中穴就是控制这个房子的开关。

大家普遍认为，心的最主要的功能就是运行血液。但是能推动血液运行的却是气，气一旦缺失了，血液的循环就会出现没有力量的状况。在所有的穴位当中，膻中穴是脏腑之气汇集的地方，所以膻中又被称为气会。心出现了毛病，按压膻中穴，立刻就能调兵遣将，让身体所有的气都来保护心。

少海——治疗网球肘、高尔夫肘的妙穴

定位: 屈肘举臂，当肘横纹内侧端与肱骨内上髁连线的中点处。

主治: （1）心痛。

（2）腋胁痛，肘臂挛痛麻木，手颤。

（3）瘰疬。

按摩手法: 将手臂抬起，手握拳自然放在肩膀上，手肘弯曲，肘尖对外，用一根按摩棒在肘尖内侧轻轻揉。因为这里的皮肤比较细腻，为防止擦破皮肤，可以先涂上一两滴橄榄油。

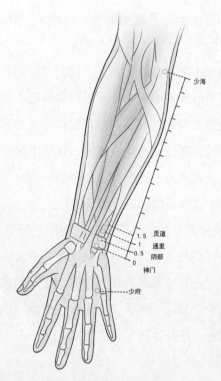

少海

灵道
1.5
通里
1
阴郄
0.5
0
神门

少府

在人体上，有很多以"海"命名的穴位，如气海、血海等。海，可想而知，容量是很大的，用在这里形容气血很足，说明这个穴是储藏气血的地方。那么少海，在这里少对应的是本条经络少阴经，是少阴经的合穴。

我们知道，合穴是气血汇聚的地方，大多为泉、为池、为海。少海穴在肘横纹内侧端与肱骨内上髁连线的中点处，处于一个凹陷的地方，就像水流入海一样，所以称为少海。少海穴有理气通络、益心安神、升清降浊的功效。

少海穴最大的作用是治疗网球肘、高尔夫肘。高尔夫和网球是很高雅的运动，在商务活动中起着很好的媒介作用。但是，经常打球的人，多会出现网球肘、高尔夫肘，这是由于打球的时候经常挥动手臂所造成的一种慢性损伤。为解决这个问题，打完球后我们可以按上述手法轻揉此穴。

通里——"直通"到心里

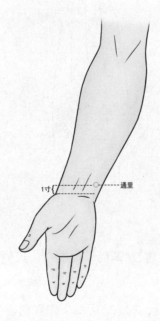

1寸　　通里

定位: 在前臂掌侧，尺侧腕屈肌腱的桡侧缘，腕横纹上1寸。

主治: （1）暴喑，舌强不语。

（2）心悸，怔忡。

（3）腕臂痛。

按摩手法: 将拇指指端放在对侧手腕的通里穴处, 用指甲缘按掐, 一掐一松, 连续做 14 次。或者用拇指指腹向手指尖方向推擦, 连续做 14 次。

神门 —— 安全的"安眠药"

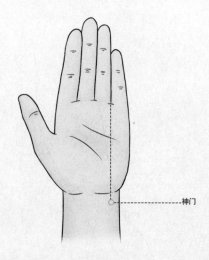

神门

定位: 在腕部, 腕掌侧横纹尺侧端, 尺侧腕屈肌腱的桡侧缘凹陷处。

主治: (1) 失眠, 健忘, 呆痴, 癫狂痫。

　　(2) 心痛, 心烦, 惊悸。

按摩手法: 正坐, 伸手、仰掌, 屈肘向上约 45 度, 在无名指和小指中间线延至手腕关节的尺侧腕屈肌腱的桡侧凹陷处, 用另一只手的四指握住手腕, 拇指弯曲, 用指尖垂直掐按豆骨下、尺骨端的神门穴，会有酸痛感。先左后右，每日早晚两穴位各掐按1次，每次掐按3～5分钟。

神门穴是手少阴心经上的腧穴，是经络气血的聚集地。打个比方，神门穴恰似调节心气的开关，一旦顺利地打开了这个开关，就能打通心经，还有调理心脏气血的功能。按压神门穴，心经畅通，气血充足，心情愉悦。

心气郁结的时候，刺激神门穴，能达到较好的效果。这就相当于给心气打开了一条"阳关大道"，让这些郁结的心气能够畅通无阻，自然不会存在郁结的问题了。我们可以早晚各按揉两侧神门穴2～3分钟，再按揉两侧心俞穴2～3分钟，只要长期坚持下去，就能让自己有个好情绪。

【少府——清心热，散心火

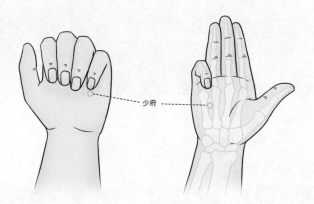

少府

定位：在手掌面，第四、第五掌骨之间，握拳时，当小指尖处。

主治：（1）心悸，胸痛。

（2）小便不利，遗尿，阴痒痛。

（3）小指挛痛，掌中热。

按摩手法：正坐，伸手仰掌，屈肘向上约45度，用另外一只手轻握举起的手背，大拇指弯曲，用指尖按压此穴位，每日早晚左右穴位各按压1次，每次5分钟。

【少冲 —— 醒脑提神就找它

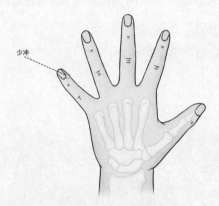

少冲

定位：手小指末节桡侧，距指甲角0.1寸。

主治：（1）心悸，心痛。

（2）癫狂，热病，昏迷。

（3）胸胁痛。

按摩手法：正坐，手平伸，掌心向下，屈肘向内收，用另一只手轻握这只手的小指，在小指桡侧、指甲角旁约1寸处弯曲，用指尖垂直掐按穴位，有刺痛的感觉。先左后右，每日早晚掐按左右穴位各 1 次，每次 3 ~ 5 分钟。

少冲穴为手少阴心经的井穴（四肢末端之井穴为经络之根），其运行是由内向外、由下向上，因其水湿含量大，虽为上行但上行不高，只有木的生发特性，故其属木。少冲名意指本穴的气血物质由体内冲出。本穴为心经体表经脉与体内经脉的交接之处，体内经脉的高温水气以冲射之状冲出体表，故名少冲。

不管是上班、上课还是开车，有时候总感觉提不起精神，尤其是休假之后第一天上班（或上课）。这时候，按摩少冲穴可以提神醒脑，减轻疲劳引起的头痛等。

6 养生要点

午时阴长阳消，午睡一刻值千金

11 ~ 13 点，此时心经值班。一上午的运化全是阳气，午时则开始阴生。对于人体来说，睡午觉非常重要，以顺应阴阳转化的天地之气。

明代太医刘纯说："饭后小憩，颐养精神。"午睡对消除疲劳、增进健康非常有益。尤其在夏天，日长夜短，晚上往往又很闷热，使人难以入睡，以致睡眠时间不足；白天工作常常会感到头昏脑涨、精神不振，容易疲劳，午睡能起到调节作用。

【 安定心神，但求"神门"

午睡之前，揉按神门穴，可养心神。《黄帝内经素问》中有一段话："夫上古圣人之教下也，皆谓之虚邪贼风，避之有时；恬淡虚无，真气从之；精神内守，病安从来。是以志闲而少欲，心安而不惧，形劳而不倦，气从以顺，各从其欲，皆得所愿。"这就是说，人应该避开风、热、暑、湿、燥、寒等外界的致病因素，做到清心寡欲，这样真气才能够正常运行，人才能够健康长寿。"恬淡虚无"是指心胸开阔，将一切都看得很淡，不斤斤计较。这样一来，体内的精、气、神就会顺畅地运行。"精神内守"是指人心无杂念，不受纷繁复杂的物质世界的诱惑，达到这种境界，又怎么会轻易得病。

现代社会的人们工作节奏越来越快，导致身心疲惫。中医讲，心静而气有所养。养生先养心，只有使自己的心态处在一种稳定的状态，才能真正实现身心和谐的健康目标。

【 有氧打坐十分钟

在现代人眼里，盘腿打坐似乎是一件极为玄妙的事情，小时候在小人书、武侠书里，长大后在影视剧里，都能看到打坐的情景。我们可以自己盘起腿来坐上一会儿，打坐可以让人保持心无杂念，让大脑得以休息，是很好的养心方法。对于没有午睡习惯的人来说，坐下来打坐，也能起到休息的效果。

静心以养神，不变应万变

《黄帝内经》强调："心者，君主之官也，神明出焉。"这就说明，心主精神意志，堪称统率五脏六腑、协调四肢百骸的君主，正所谓"牵一发而动全身"。对于养心的原则，《黄帝内经》说"精神内守，病安从来"。只要精神安定，心气平和，疾病就无法近身，这便是古人"静心以养神"的大智慧。

古时两军交战，讲究的是以静制动，以不变应万变。事实上，"静心以养神"也是这样。身心只有处于一种相对平静的状态，才有助于缓解病情和预防疾病。正因如此，在大病初愈之际，医生常常会提醒患者好好静养，避免情绪激动。大病之后，人体阳气大量损耗，体质极为虚弱。在静养的过程中，人体阳气逐渐增加，阴阳趋于调和，身体对疾病的抵抗能力不断增强，康复速度也由此得到提升。

心气调得顺，抑郁影无踪

《黄帝内经》强调："心主神明。"所谓神明，指的就是精神。人的精神出现问题，往往与心经失调密切相关。中医认为，心平气顺，人就精力充沛、神采飞扬；否则，人就很容易出现抑郁症状。

当前，抑郁症已经成为人群中极为普遍的精神疾病。抑郁症患者往往情绪低落，对人、对事消极悲观，思维反应迟钝，工作

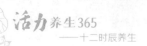

效率低下，并伴有失眠、健忘等症。患者常常感觉浑身不自在，更有甚者，还会出现轻生的念头和举动。

心存仁爱，百体从安

所谓"仁者寿"，心存仁爱，与人为善，寿命就相对延长。处处有仁爱之心，处处行仁爱之举，处处有普济众生的思想，这种人心态就会平和，身体就会健康，寿命就能延长。

做人要仁厚，多为他人着想，乐于助人和扶危救困，还要常怀感恩与报恩之心，要不念旧恶，多帮助他人。养心就是注重精神心理因素的调节和品德的修养，做人的道理就是养生道理。

呼吸到脐，寿与天齐

俗话说"呼吸到脐，寿与天齐"，我国传统健身养生法十分重视呼吸的作用。经常坐办公室的人一到下午通常会感觉头晕、乏力，很多人认为这是经过一上午的工作、劳累所致，呼吸方式是其原因之一。现代人基本都是用胸式呼吸法，每次的换气量都非常小，身体在正常的呼吸频率下根本吸收不到足够的氧气，氧气越来越少，无法满足大脑需求，人就会疲惫、嗜睡。

我们可以感觉一下自己的呼吸，是不是一般只吸到胸部，人体胸部横膈微孔由于多年的体内排泄物堆积堵塞，从而影响气的流通，一般人也只能吸到肺部就不能再吸。但肺部的容量毕竟有限，不能吸纳大量的空气，因而人体新陈代谢缺乏充足的氧气，这也是造成人体抵抗力下降的原因之一。

什么是正确的呼吸方式，在呼吸中又如何做到张弛有道？事实上，关键是要进行腹式深呼吸。腹式深呼吸弥补了胸式呼吸的缺陷，是健肺的好方法。做腹式深呼吸运动，可使机体获得充足的氧气，也能满足大脑对氧气的需求，使人精力充沛。

腹式呼吸运动还对胃肠道有极好的调节作用，许多中老年人大腹便便，极易引起心脑血管疾病、糖尿病等，使健康受损。如果能够坚持做腹式深呼吸运动，既能锻炼腹肌，消除堆积在腹部的脂肪，又能预防多种代谢性疾病的发生。做腹式呼吸运动时大脑和全身处于相对静止的状态，使得全身经脉气血运行得到改善。

做腹式呼吸要求全身放松，吸气时，肚皮鼓出；呼气时，肚皮放松，用意念注视着肚皮的一起一落。集中思绪，进行调息，不计次数，不计时间，顺其自然。练习腹式呼吸一般每次15～30分钟为宜。结束时，可伸伸懒腰、搓搓双手和面部、拍拍双腿，尤其是在午睡时练一练，更有助于身体健康。

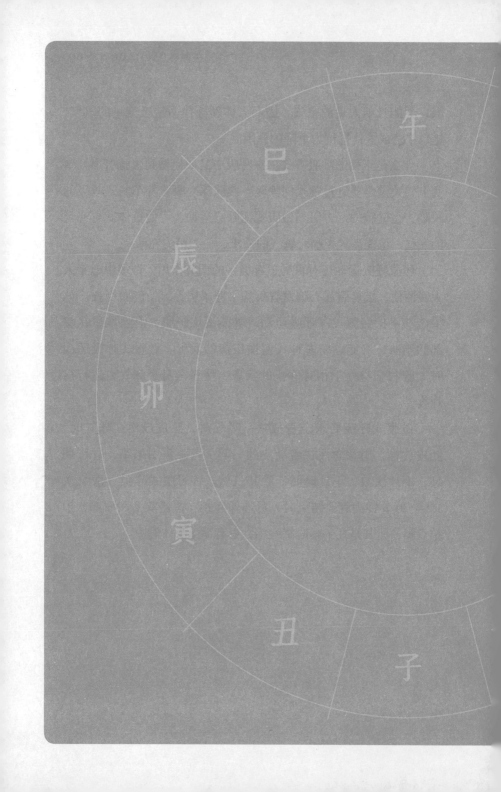

第八章

未时养生

（13：00~15：00）

申

酉

戌

1 未时总论

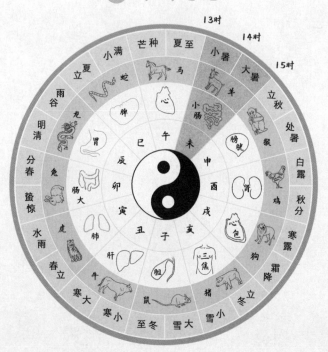

未时：十二时辰的第八个时辰，下午13点至15点，此时手太阳小肠经（简称小肠经）当令。

未时是小肠经的标准工作时间。此时，气血流注小肠经，小肠具备非常强的消化吸收、泌别清浊的功能。人们都说："早餐吃好，午餐吃饱，晚餐吃少。"这是很有道理的。所谓"午餐吃饱"，并非指单纯填饱肚子，更要注意各种营养的科学搭配。如果午餐吃得好，小肠就能获得充足的营养补给，气血自然旺盛。

未时小肠经当令，养好小肠心也安。小肠经出于心脏，与心经是互相表里的关系。小肠经的气血充足，心的供血功能就得到增强。人体气血通畅，人就显得精神焕发。如果午餐吃得不好，就很容易影响人体的气血供应，明显增加心和心经的负担。有些人不重视午餐的营养搭配，久而久之，小肠经的气血就严重不足。人体难以获取充足的营养，便会导致整个身体素质的逐步下降。于是，很容易产生各类疾病，后果不堪设想。

小肠不仅是消化吸收的主要场所，还是心脏健康与否的"晴雨表"。

为什么说小肠经是心脏健康的"晴雨表"呢？我们先来了解一个生活现象，现在很多人工作时要整天守在电脑旁，经常会肩膀酸痛，如果不知道休息和保养，发展下去，就是后背痛，接下来是脖子不能转动、手发麻。通常医院会将这些症状诊断为颈椎病，其实，这大多数是由于心脏供血不足，造成的小肠气血虚弱。有人可能会有疑问：心脏供血不足，怎么会影响小肠呢？这是因为心与小肠相表里，这种表里关系是通过经络通道联系起来的。心脏有问题，小肠就会有征兆。比如西医所说的颈椎病，开始只是肩膀酸，这就是告诉你：这里的气血已经不足了；然后是酸痛，酸痛是因为血少，进而流动缓慢而瘀滞，不通则痛。如果心脏持续供血不足，那么停滞的血液就会在原地形成瘀血，没有新鲜血液的供应，肌肉、筋膜就会变得僵硬，而且极易遭受风寒的侵袭。

想知道自己的心脏供血是否充足，有一个很简单的方法：在我们的胳膊肘稍下方有一根"麻筋"，小时候打闹玩耍碰到它，总会过电般一麻到手。这条"麻筋"就是小肠经的线路，你可以用拳头打一下，看看能不能麻到小手指处。如果一麻到底，证明你的心脏供血能力还不错；如果是只痛不麻，说明你的心脏已经存在供血不足的情况了。另外，还有一个更简单的测试方法，只要行个军礼，观察上臂靠近腋下的肌肉是否松弛，如果松弛就说明此处气血供应不足，这里正是小肠经，而小肠经是靠心经供应气血的。

所以，我们说小肠经是心脏健康的"晴雨表"，一定要多加关注。通过小肠经，我们不仅能够预测心的功能状况，还能够用调节小肠经的方法来治疗心方面的疾患。

我们先来看一下小篆的"未"字：

象形"木重枝叶"，意思是林木在未时成熟，重重枝叶繁茂，百果滋味已具。《说文解字》说："未，味也。"

② 对应节气：大暑

大暑是二十四节气之一，北半球在每年 7 月 22 ~ 24 日，南半球在每年 1 月 20 ~ 21 日，太阳位于黄经 120°。大暑是夏天的最后一个节气。

《月令七十二候集解》中说："暑，热也，就热之中分为大小，月初为小，月中为大，今则热气犹大也。"其气候特征是："斗指丙为大暑，斯时天气甚烈于小暑，故名曰大暑。"大暑节气正值"三伏天"里的"中伏"前后，是一年中最热的时节，气温最高，农作物生长最快，同时，很多地区的旱、涝、风灾等各种气象灾害也最为频繁。

大暑有三候：一候腐草为萤。二候土润溽暑。此时土壤空气湿度大，温度高，更利于农作物蓬勃生长，正如人生一样，要经过春的孕育、夏的生长、秋的收获、冬的储藏，才会达到预期目标。三候大雨时行，这一阶段常有雷雨光临，暑湿明显减弱，开始悄悄地向立秋过渡。

过了大暑，二十四节气就开启了下半程的"旅行"，寒暑相推，而成岁月，大自然有着不可打破的规律，时光虽美妙，但它从来不曾停留。

③ 对应属相：羊

未时，手太阳小肠经最旺。小肠分清泌浊，把水液归于膀胱，糟粕送入大肠，精华输送于脾。小肠经在未时对人一天的营养进行调整，所以午餐一定要在下午 1 点小肠经当令前吃完。

在十二生肖中，未时与羊对应。羊的主要特点之一，就是喜欢吃草。未时正是小肠经工作的时间，肠道此时的消化吸收能力非常强。对于午餐进食的食物，不仅需要脾胃的初步消化，而且需要小肠进行必要的深加工，就像羊一样。

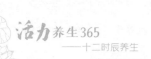

对于小肠,《黄帝内经》强调"受盛之官,化物出焉"。通俗地说,小肠是接纳、消化、吸收营养物质的器官,其主要功能是将食物中的精华转换成能量,并分配到人体各个器官。

有些朋友会问,小肠和脾、胃不都是消化器官吗？它们之间究竟有什么区别？小肠和脾、胃主要是分工和职责不同。这就好比食品加工厂里的流水生产线,很多环节都会对原料进行加工,其意义和价值都不可或缺。食物进入口腔,在牙齿的咀嚼和唾液的帮助下,食物被咬成小块,逐渐进入脾胃。脾胃进行再加工,将食物进一步搅碎。胃号称"碾碎机""搅拌机",很擅长搅碎食物。到了这个阶段,已经完成了对食物的"消"的过程,至于"化"的任务,就由小肠来具体负责。小肠所做的工作,就是名副其实的深加工。与脾胃相比,小肠对食物中的营养成分的吸收更为细致。更重要的是,小肠还会对食物进行分类:将食物中的精华进行吸收,并转化成能量,进而输送到五脏六腑;对于食物中的糟粕部分,则送往大肠,由大肠进一步吸收其中的水分,最终送往肛门,适时排出体外。

由此可见,饮食在人体内"旅行"的过程中,小肠无疑起到了至关重要的作用。

4 对应脏腑: 小肠

从现代医学来讲,小肠是消化道中最长、最重要的一段,是人体吸收营养物质的主要器官。成人的小肠有五六米长,分为十二指肠、空肠与回肠三部分。其中十二指肠是小肠的最上端，长约 25 厘米，相当于 12 个手指并在一起那么长，所以叫十二指肠。十二指肠在消化功能方面起着重要作用，小肠内的大部分消化过程在这里进行。胆总管和胰管共同开口在十二指肠，胆汁和胰液从这里流入小肠，参与消化分解食物。

小肠内壁上有丰富的肠腺，能够分泌小肠液。小肠液是弱碱性液体，成人每天分泌 1～3 升。小肠液中含有许多消化酶，这些消化酶能进一步分解食糜中的糖、脂肪和蛋白质等物质，使它们成为可以被吸收的形式。

小肠的运动主要是一种向前推进的蠕动。正常情况下，小肠蠕动时推动肠内的食糜和其他液体，会发出"咕噜咕噜"的声音，若把耳朵贴在别人的肚皮上就能听到此声音。当小肠蠕动增强时，我们也可以听到自己的肠子蠕动的声音。

食物在小肠内的消化就是在小肠运动和小肠内消化液作用下进行的。小肠的内壁上有许多皱襞，皱襞的表面有四五百万个突起的绒毛，如果用显微镜观察，这些绒毛就像海底的珊瑚。随着小肠的蠕动，这些皱襞和绒毛也在伸屈摆动，反复地和食糜接触，并吸收着食糜中的营养物质。所以小肠又像一个长长的过滤袋，能让人体需要的营养物质通过过滤袋上的"网眼"留下来，余下的残渣都排到大肠中去，准备排出体外。

小肠负责"泌别清浊"，是指小肠在对胃初步消化的食物进行进一步消化的同时，随之进行的分清泌浊的功能。清，指水谷精微；浊，指食物残渣。"分清泌浊"即吸收食糜中的精微部分，并将残渣向下传送至大肠。小肠"泌别清浊"功能正常，则水液和糟粕各走其道，而二便正常。

小肠参与人体的水液代谢，故又有"小肠主液"之说。"液"包括月经、乳汁、白带、精液以及现代医学所称的腺液，如胃液、胰液、前列腺液和滑膜分泌的滑液等，所以凡与"液"有关的疾病，都可以先从小肠经来寻找解决办法。

食物从口进入人体后，机体不断地生成消化液（口水、胃酸等），不断进行磨碎、分解工作。食物经过胃部充分磨细、乳糜化之后，被推送至小肠，人体再进行消化、吸收与分类。可以说，人体所吸收的养分，一半以上在小肠内完成，小肠的重要性可想而知。

《黄帝内经》说："小肠者，受盛之官，化物出焉。"这说明小肠是体内食物消化吸收的主要场所。胃中初步消化的食物都由小肠接收，并停留一定的时间，以便进一步地消化吸收，然后缓慢下输，进入大肠。"受盛化物"，"受"有接受之意，而"盛"在古代是指用来祭祀的谷物，"受盛"是指接受祭祀用的谷物。用来祭祀的谷物肯定是加工过的，而小肠接受的是经过胃初步消化的食物，它是初步加工过的一种精细化了的食物，如果小肠"受盛"功能运转不灵，传化阻滞，那么体内的气机就会因为失于通调，滞而为痛，出现腹部疼痛的症状。同时，如果小肠的消化吸收能力失常，也会导致消化不良、吸收障碍等，具体表现为腹胀、腹泻、便溏等症状。

5 对应经络: 手太阳小肠经

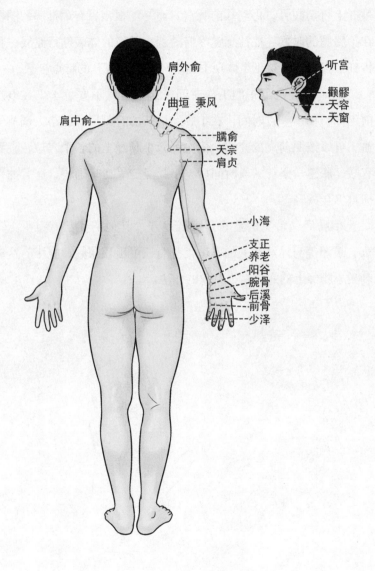

　　小肠经在体表的循行路线是从小指外侧的少泽穴开始上行，沿着手臂外侧后缘至肩关节，然后向脊柱方向行走，之后向前沿颈部上行至颧骨，再到耳前听宫穴而终。很多患有颈椎病的朋友在抬胳膊的时候，往往感觉疼痛沿着小肠经的体表循行路线一直传到手指末端，这正是体现了经络"循经病变"的特点。

　　未时正好是下午的工作时间，这个时候不要急于坐在电脑前工作，抽出一点时间，在小肠经最旺的时刻梳理经络，调节气血。可以按照前文的介绍，依次刺激小肠经上的各个穴位，直到有酸、胀感。坚持一段时间后，小肠经的气血疏通了，肩臂的疼痛自然会减轻。

　　小肠经最常见的症状是肩臂疼痛，其他的症状有重听、眼黄、眼涩等与体液有关的不适，有时还可出现尿频、腹胀。这时刺激小肠经上的穴位是很有效的方法。

【 少泽 —— 清热利咽，通乳开窍的人体大穴

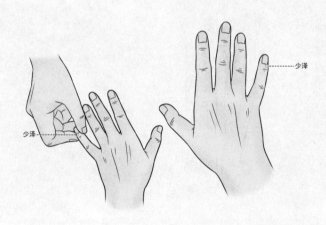

定位： 在手小指末节尺侧，距指甲角 0.1 寸。

主治： （1）头痛，目翳，咽喉肿痛，耳聋，耳鸣。

（2）乳痈，乳汁少。

（3）昏迷，热病。

按摩手法： 将拇指与食指指甲相对，掐按对侧少泽穴，或用食指指端推揉对侧少泽穴，左右各 20 次。

前谷——五官的健康保证穴

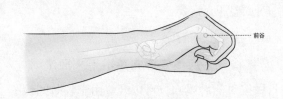

前谷

定位： 在手尺侧，微握拳，当小指本节（第 5 掌指关节）前的掌指横纹头赤白肉际。

主治： （1）头痛，目痛，耳鸣，咽喉肿痛，热病。

（2）乳少。

按摩手法： 用拇指指腹按揉前谷穴，注意按压时力度要适中，每次按摩 5 分钟，每天按摩 2 次。

后溪——颈、肩、腰椎病的"专家"

定位： 在手掌尺侧，微微握拳，小指本节（第 5 掌指关节）后的远侧掌横纹头赤白肉际处。

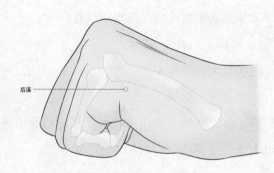

后溪

主治 （1）头项强痛，腰背痛。

（2）目赤，耳聋，咽喉肿痛，癫狂痫。

（3）盗汗，疟疾。

（4）手指及肘臂挛急。

按摩手法：将双手后溪穴放在桌沿上来回滚动3～5分钟，或者用食指揉按对侧后溪穴，可以缓解由于长时间伏案工作引起的肩颈不适。

【 腕骨 —— 治疗糖尿病的要穴

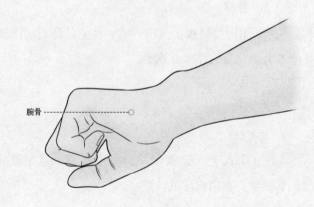

腕骨

定位：在手掌尺侧，当第五掌骨基底与钩骨之间的凹陷处，赤白肉际。

主治：（1）头项强痛，耳鸣，目翳。

（2）黄疸，消渴，热病，疟疾。

（3）指挛腕痛。

按摩手法：用拇指指腹按揉腕骨穴，注意按压时力度要适中，每次按摩5分钟，每天按摩2次。如果是糖尿病患者可以在无名指的桡侧，用另一只手拇指轻轻地从指尖向指根推动，推4分钟，越轻越好。另一只手也推4分钟。再在手部双侧腕骨穴顺时针方向各旋转揉3~4分钟。

【阳谷——振奋一身的阳气

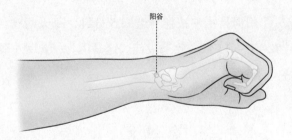

阳谷

定位：在手腕尺侧，尺骨茎突与三角骨之间的凹陷处。

主治：（1）头痛，目眩，耳鸣，耳聋。

（2）热病，癫狂痫。

（3）腕臂痛。

按摩手法：与后溪穴相似。

【 养老——老年人的保健要穴

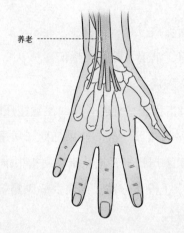

养老

定位: 前臂背面尺侧，当尺骨小头近端桡侧凹陷中。

主治:（1）目视不明，头痛，面痛。

（2）肩、背、肘、臂酸痛，急性腰痛，项强。

按摩手法: 用拇指指端按揉养老穴 5 分钟，每天两次。按揉时间如能选在 13 ~ 15 点，效果最佳。这是因为，此时小肠经气血最为旺盛。

【 天宗——舒筋活络，有效缓解肩背疼痛

定位: 在肩胛部，当冈下窝中央凹陷处，与第 4 胸椎相平。

主治:（1）肩胛疼痛。

（2）乳痈。

（3）气喘。

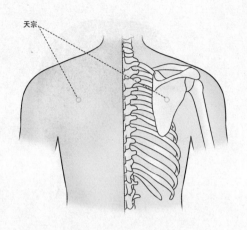

天宗

按摩手法：以双手食指指腹交替按揉左右天宗穴，可治疗落枕。急性乳腺炎患者可以取坐位，施治者先按摩天宗穴2分钟，再在炎症周围找出1～2个压痛敏感点行针刺，然后以轻手法做局部按摩，起针后手法逐渐加重，并沿乳腺管向乳头方向反复挤压。每日1次，每次20分钟。

听宫——顺风耳的"保护伞"

定位：在面部，耳屏前，下颌骨髁状突的后方，张口呈凹陷处。

主治：（1）耳鸣，耳聋，聤耳，齿痛。

（2）癫狂痫。

按摩手法：以拇指指腹轻轻揉按听宫穴，每次揉按1～3分钟。

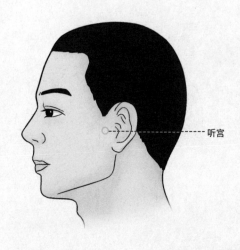

听宫

⑥ 养生要点

■【 调理心脏正当时

下午两三点脸红心跳病在心，就到小肠经上找解药

小肠经与心经相表里，因此，心脏的病最初往往会通过小肠经表现出来，而从小肠经表现出来的心病也可以从小肠经把它治回去。小肠经当班，这时候出现的心病，我们就让小肠经来解决。

如果下午两三点出现脸红心跳的问题，实际上是心脏在示警了，因为脸红是心火外散的现象，也是心火过旺的一类表现。

刚刚出生的婴儿，皮肤多是黄里偏红的，因为小孩的光是被细毛含在里面的，所以小孩不会出现红光满面。老人是因为脸上那一层细毛褪掉了，没有东西含着，所以才出现了光。因此，我国人健康的肤色，应该是红黄隐隐、明润含蓄。所以，千万别以为红光满面是什么好事，尤其是出现红色桃花状，就好像化妆了一样，这是很危险的。特别是在眉毛的正中间，如出现红如灯花状的相是非常不好的。因此在13点到15点的时候，若出现了以上症状，要考虑心脏病的可能。

症状表现于脸，病因发源于心，调治时从小肠经下手，这就是中医的辨证论治，治病求本。教给大家一个自我调治的方法，那就是刺激小肠经上的两个要穴——后溪和前谷。

后溪和前谷是小肠经上前后相邻的两个穴位。这两个穴位的位置比较特殊，都在手掌的"侧棱"上，可以采用"切菜式"的方法来刺激它，每次每个穴位50下，两只手上的穴位都要刺激，每天1～2次，其中一次必须在下午两三点钟进行。因为这个时间正是小肠经气血最旺、功能最好的时候，所以治疗的效果也最好。

未时收心火，常练八段锦之"摇头摆尾去心火"

八段锦中的"摇头摆尾去心火"是锻炼督脉、膀胱经、肾经的一个重要动作。可通过锻炼膀胱经，补足肾经经气，以使肾水上行，从而收敛住心火。

《黄帝内经》认为，心与小肠通过经脉的络属构成表里关系。生理情况下两者相互协调，心之气通于小肠，小肠之气亦通于心。在病理情况下则相互影响，如心火过旺时，除了表现为口烂、舌疮外，还有小便短赤、灼热疼痛等小肠热证，叫作"心移热于小肠"。去"火"有一个妙法，那就是八段锦中的"摇头摆尾去心火"。

"摇头摆尾去心火"的具体做法是：右脚向右侧旁开一步，两掌上举，屈膝下蹲成马步（下蹲有困难的人，蹲得高一点儿也没关系）。起身，身体向右侧倾斜，然后俯身，胸口朝地，上体向右倾，眼睛看着右脚。身体重心左移，同时，头往前、左摇摆，身体也随着旋转，眼睛看着左脚。身体重心右移，成马步；同时，头向后摇，上体立起，随之下颌微收，眼睛看前方。同样的动作，在左边再做一次。这个动作，一左一右为1遍，共做3遍。

"摇头"不算太难，这个动作的关键在于"摆尾"。摆尾真正动的点是督脉的根部尾闾处。古人把这个过程比喻为"过三关"：尾闾关、夹脊关和玉枕关。

人体气机从尾闾关到夹脊关运行缓慢，古人比喻为"羊车"，就像羊拉车那样，慢，但有狠劲；从夹脊关到玉枕关，气机运行快了起来，古人把它比喻为鹿车，就像小鹿那样轻盈快捷；由玉枕关入脑则需大力，如同"牛车"。

摆尾闯过"三关"是非常难的。人在进化的过程中，尾巴已经退化掉了，所以不能通过摇晃尾巴来锻炼督脉。我们平时就很少能活动到尾椎这地方，"摇头摆尾去心火"教会了我们来很好地活动尾椎，以刺激脊柱、督脉，加上摇头可刺激大椎穴，从而达到疏泄心热的效果。

　　在练习过程中，要注意转头时颈部肌肉要尽量放松，不可主动用力，头部转动速度要慢于尾闾的转动速度。

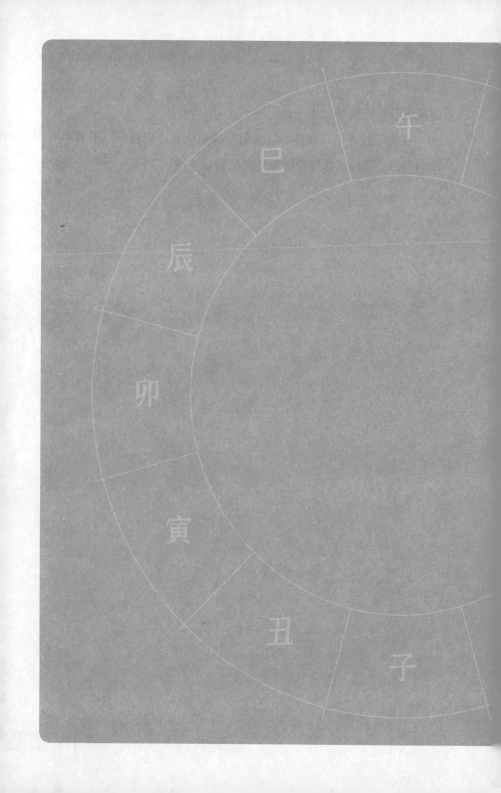

申

酉

戌

第九章

申时养生
（15：00~17：00）

1 申时总论

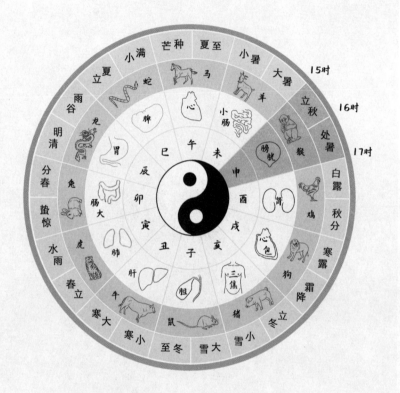

　　申时：十二时辰的第九个时辰，15点至17点，此时足太阳膀胱经（简称膀胱经）当令。

　　足太阳膀胱经是从头到脚贯穿全身的一条重要经脉，也是穴位最多的经络之一，而非仅仅指我们的排泄器官"膀胱"。

　　申时是身体新陈代谢的一个高峰。因为此时是由膀胱经"当班"，膀胱能够排泄尿液，使人体日常的主要废物通过尿液排出，是一个名副其实的排泄通道，如果这时候能多喝点水冲一冲身体的这个"排泄管道"，那就能有效排出体内的毒素，有益于身体健康。

人体里的绝大部分污水都要通过膀胱来排泄。如果每天喝水太少，那么尿液的"污染浓度"就会非常高，排出的尿液就会又黄又臭，长期如此，尿液中的毒素堆积，那么膀胱发炎、排尿不顺畅、尿道长结石就不是什么稀奇的事情了。所以为了身体的健康，适当多喝水是必须的，尤其选择15点到17点的申时多喝水，此时正值膀胱经"当班"，进入人体的水能够很快在膀胱的作用下排出体外，而体内的毒素也能比其他时间更多地被排出，所以这个时候适当多喝水，就相当于给身体进行冲洗了，体内的污泥垃圾就能很快地被冲洗干净。体内毒素排泄得干净，还能减轻肾、肝和膀胱的工作负担，得肝病、肾病和膀胱病的概率大大下降。

有的人也许会说"我这个时候就是难受"。这说明身体出现了问题，如果这个时候特别犯困就是阳虚的毛病。膀胱就像太阳，能够把精液气化，膀胱与肾相表里，在很大程度上是因为膀胱的气化功能不足，所以肾经里面的水液调不上来，就会出现口干舌燥的情况。

值得一提的是，我们喝水应该以单纯的白开水为主，如果有饮茶习惯也最好不要喝浓茶，更不要把各种饮料、啤酒、牛奶等当水来大量地喝，因为这些东西可能表面看起来是液体形态，具有一定的利尿作用，而实际上多喝这些饮品会给肾、膀胱增加

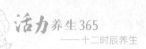

负担。

我们来看一下小篆的"申"字：

由臼与杵的象形变化组成，臼和杵都是古代使用的舂米工具。《说文解字》里说："从臼，自持也。吏臣晡时听事，申旦政也。"所以说，申时，民士当奋工，学子需勤学。

② 对应节气：立秋

立秋，是二十四节气中的第十三个节气，秋天的第一个节气。此时，北斗七星的斗柄指向西南，太阳到达黄经135°。立秋时阳气渐收、阴气渐长，由阳盛逐渐转变为阴盛的节点。立秋，也意味着降水、湿度等处于一年中的转折点，趋于下降或减少；在自然界，万物开始从繁茂生长趋向萧索成熟。

立秋也表示草木开始结果孕子，迎来收获的季节。从文字角度来看，"秋"字由禾与火两个字组成，是禾谷成熟的意思，此时中国中部地区早稻收割，晚稻移栽，大秋作物进入重要生长发育时期。

到了立秋，梧桐树开始落叶，因此有"落叶知秋"的成语。

秋季是天气由热转凉，再由凉转寒的过渡性季节。立秋预示着炎热的夏天即将过去，秋天即将来临。同时，立秋并不代表酷热天气就此结束，立秋还在暑热时段，尚未出暑，秋季的第二个节气（处暑）才出暑，初秋期间天气仍然很热。所谓"热在三伏"，又有"秋后一伏"之说，立秋后还有至少"一伏"的酷热天气。按照"三伏"的推算方法，"立秋"这天往往处在中伏期间，也就是说，酷暑并没有过完，真正有凉意一般要到白露节气之后。立秋后虽然一时暑气难消，还有"秋老虎"的余威，但总的趋势是天气逐渐凉爽，一场秋雨一场寒。

申时对应立秋，是人体一天体温最高的时候，也是老人、儿童和身体虚弱者的户外运动时间，过了申时，阳气渐收、阴气渐长，阴阳之气开始转变，万物随阳气下沉而逐渐萧落，即将迎来一天的日秋日冬，就该秋收冬藏了。

❸ 对应属相：猴

申时是指15：00～17：00。在古汉语中，"申"意为"伸"。在十二生肖中，申时对应的属相是猴。猴的主要特点是善于伸屈攀登。申时属膀胱经当令，气血在膀胱经经脉中上下运行。

膀胱经的特点酷似猴性，从脑到足，上下流通。此时，气血流注膀胱经，人往往头脑清醒、精力旺盛、效率极高，如要进行重大决断，最好选择申时。古时候有"朝而受业，夕而习复"的

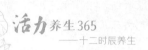

说法，也就是在申时安排对学业的复习。在申时，阳气上升，人的记忆力普遍较强，复习功课的效果事半功倍。如有记忆方面的任务，很适合在申时进行，申时人的思维活跃、记忆力好，因为申时是由膀胱经当令，而膀胱经与肾经相表里，功能相连、气血相通。

申时易犯困者，必定阳气虚，"气血虚弱，神魂无所依"。在申时，人原本应当像猴子一样活蹦乱跳，思维敏捷，但当膀胱经阳气虚弱、气血不足的时候，人体就会觉得疲乏无力、困倦不堪。所以，要想申时精神好，就要把膀胱经养好，让这个"阳气仓库"发挥它的作用，为我们有效地提供能量。

④ 对应脏腑：膀胱

膀胱位于小腹的中央，为储存和排泄尿液的主要器官，它的主要功能是储藏水液，经过气化之后排出小便。

《黄帝内经》云："膀胱者，州都之官，津液藏焉，气化则能出矣。"这句话提示了膀胱的三个特点：其一，与肾相表里，肾为先天之根，故为都意；其二，人体水分泻下之前停留于此，水来土囤，故有州意；其三，人体水分由火之气化于此，如同大地清气上升为云，云遇寒降下为水，完成天地相交。"津液藏焉"，这里所说的津液，是指尿液。打个比方，膀胱如同一个州郡的水利官员，专门掌管尿液的储存与排泄，小便的排出全靠膀胱正常的气化功能，离开了膀胱，尿液就无法借助其气化作用，顺利地排出体外。

膀胱与肾通过经脉相互络属，互为表里。膀胱经为足太阳经，它统领着人体的阳气，中医认为，小便通畅是足太阳膀胱经经气充足的具体表现。尿液由津液在肾的气化作用下生成，下输到膀胱，通过膀胱之气的固摄作用，使尿液暂时储存于膀胱中，此为膀胱"藏津液"功能的外在表现，当膀胱里的尿液积存到一定量时，便产生尿意，然后可以将尿液排出体外，而膀胱的排尿功能，是其气化作用的结果，所以说"气化才能出"。

在人体当中，肾与膀胱相表里，又与膀胱相通，一阴一阳，相互络属，共同主管水液调节。膀胱的排毒功能是通过"气化"来实现的，膀胱"气化"的"动力来源"来自肾气的蒸腾。所以人体水液代谢是否正常，二者的协调十分重要。

膀胱有问题有时可以找肾，因为肾与膀胱相表里。在《黄帝内经》中肾被称为"作强之官"，只要肾精充盛，那么身体就会强壮，精力就会旺盛；而膀胱被称为"州都之官"，负责储藏水液和排尿。所以，肾的病变常常会导致膀胱的气化失司，引起尿量、排尿次数及排尿时间的改变。膀胱的病变有实有虚，虚证常常是由肾虚引起的。同样，膀胱经的病变也常常会转入肾经。总的来说，肾和膀胱病症的治疗，可以通过这种"相表里"的关系互为影响。

膀胱经有问题人体会发热，即使穿着厚衣服也会觉得冷，流鼻涕、头痛、项背坚硬疼痛、腰好像要折断一样疼痛、膝盖不能弯曲、小腿肚疼、股关节不灵活、癫痫、狂证、痔疮等都可能会发作，膀胱经经过的部位都会疼痛，足小趾也不能随意运动。我们想要缓解这些症状就要经常在申时刺激膀胱经，但是膀胱经大部分在背部，所以自己刺激时，应找一个像擀面杖的东西放在背部，然后上下滚动，这样不仅能有效刺激相关穴位，还能放松整个背部肌肉。在头部，循着膀胱经的循行路线用手模仿梳头动作进行刺激，能够很好地缓解头痛、头昏、脑胀等问题。

另外，膀胱经是人体最大的排毒通道，无时不在传输邪毒，而其他诸如大肠排便、毛孔发汗、脚气排湿毒、气管排痰浊以及涕泪、痘疹等虽也是排毒的途径，但都是局部分段而行，最后也要并归膀胱经。所以，要想驱除体内之毒，膀胱经必须畅通无阻。

5 对应经络：足太阳膀胱经

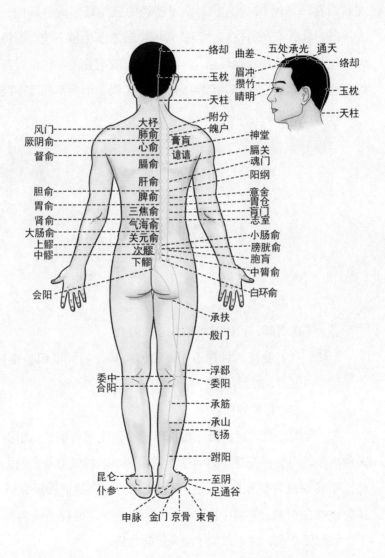

膀胱经号称"太阳"，它起于内眼角的睛明穴，止于足小趾尖的至阴穴，交于足少阳肾经，循行经过头、颈、背、腿、足，左右对称，每侧67个穴位，是十四经中穴位最多的一条经，共有一条主线，三条分支。本经腧穴可主治泌尿生殖系统、精神神经系统、呼吸系统、循环系统、消化系统的病症及本经所过部位的病症。如癫痫、头痛、目疾、鼻病、遗尿、小便不利及下肢后侧部位的疼痛等症。

▌睛明——防治眼病的第一大穴

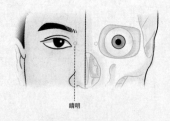

睛明

定位： 在面部，目内眦角稍上方凹陷处。

主治：（1）近视，目视不明，目赤肿痛，迎风流泪，夜盲，色盲，目翳。

（2）急性腰痛。

操作： 按揉此穴时，最好将指甲剪平，先用两手大拇指指肚夹住鼻根，再轻轻按揉。因为这个穴特别小，如果很随意地去按揉，很容易就杵到眼睛，不要特别使劲，垂直地向眼睛深部按揉，按揉的时候把眼睛闭上，按一下松一下，再按一下再松一下，如此做9次，这个穴位才能真正起作用。

攒竹——止嗝功效不容小觑

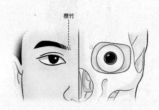

攒竹

定位：面部，当眉头陷中，眶上切迹处。

主治：（1）头痛，眉棱骨痛。

（2）目视不明，目赤肿痛，眼睑瞤动，眼睑下垂，迎风流泪。

（3）面瘫，面痛。

（4）腰痛。

操作：打嗝的时候，用双手大拇指直接按压双侧的眉头，稍用力按压片刻，再松开，然后再按压，再松开。这样反复几次，打嗝就停止了。如果您已经对着电脑屏幕工作了四五十分钟，不妨用双手大拇指同时点按攒竹穴 100 次，可缓解眼睛疲劳。

天柱——缓解视疲劳

定位：项部，横平第 2 颈椎棘突上际大筋（斜方肌）外缘之后发际凹陷中，约当后发际正中旁开 1.3 寸。

主治：（1）头痛，眩晕。

（2）项强，肩背痛。

（3）目赤肿痛，目视不明，鼻塞。

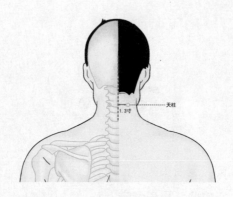

操作：用大拇指稍稍用力按压左右两侧的天柱穴。按压前自然吸气，按压时大口吐气，如此反复做 10 次。

大杼 —— 治疗骨关节病的身体大药

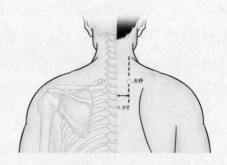

定位：位于脊柱区，第 1 胸椎棘突下，后正中线旁开 1.5 寸。

主治：（1）咳嗽，发热。

（2）头痛，肩背痛。

操作：沿着大杼穴上下拍打，每天做 2 ~ 3 次，每次 10 分钟，可以促进气血的畅通，避免在大杼穴形成气血的瘀阻。按摩大杼穴时会觉得酸痛感比较明显，但按摩之后会觉得舒服。还可以每天敲打大杼穴 3 ~ 5 次，每次 5 分钟，也会收到较好的效果。

另外，膝关节疼痛患者的大杼穴附近，用拇指触诊往往能触到如蚯蚓般的条索状物，按压会有酸胀感，用拇指点按、弹拨、按揉 1 分钟后，酸胀感会减轻，膝关节疼痛也会随之缓解，所以说按揉大杼穴也是一个快速缓解膝关节疼痛的好方法。此外，按摩大杼穴对于风湿性关节炎、肩周炎也有一定的疗效。

【 风门——防治哮喘 】

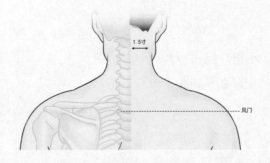

定位： 背部，当第 2 胸椎棘突下，后正中线旁开 1.5 寸。

主治：（1）伤风，咳嗽。

（2）发热，头痛，项强，胸背痛。

操作： 按摩时从上往下自大杼穴至肺俞穴采用点按与捏拿穴位的方法，每天一次，力度稍偏大，以局部酸胀发红为度。《黄帝内经》认为白天的气是往上走的，故白天按摩更有利于肺气宣发。

▌委中 —— 腰腿疼

定位: 在腘横纹中点，当股二头肌腱与半腱肌腱的中间。

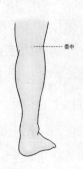

主治:（1）腰痛，下肢痿痹。

（2）腹痛，吐泻。

（3）小便不利，遗尿。

（4）丹毒，瘾疹，皮肤瘙痒，疔疮。

操作: 按摩委中时，宜轻压或推拿，不宜用力。

▌承山 —— 缓解小腿抽筋

定位: 小腿后面正中，当伸直小腿或足跟上提时腓肠肌肌腹下出现三角形凹陷处。

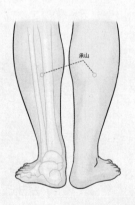

主治:（1）痔疾，便秘。

（2）腰腿拘急疼痛，脚气。

操作: 平时经常踢踢小腿就能起到壮"承山"的作用，或者每天花上三五分钟，两脚互踢或用手敲打小腿肚100

下，不仅可以缓解疼痛，还有缓解疲劳、振奋阳气等多种作用。

按压该穴时用大拇指，使指关节呈直角效果最好，按压时间为2分钟。

腿肚抽筋：施治者大拇指翘立，用力点按承山穴，并坚持点住不要放松，直至肌肉痉挛缓解为止。

【 申脉——既驱寒又增加耐性的神奇穴位

定位：外踝尖直下，外踝下缘
与跟骨之间凹陷中。

主治：（1）头痛，眩晕，失眠，
嗜卧，癫狂痫。

（2）目赤痛，眼睑下垂。

（3）腰腿痛，项强，足
外翻。

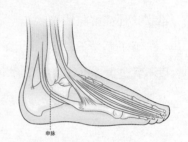

申脉

操作：每天坚持用大拇指按揉申脉穴 100 ~ 200 次，可缓解目赤肿痛、失眠。也可采用刮痧疗法：用角刮法从上向下刮拭申脉穴 3 ~ 5 分钟，隔天 1 次，可治疗下肢痿痹。

6 养生要点

【 拍打背部

人保持健康不生病的密码大都藏在背部，因为背部有主一身阳气的督脉，有调节机体功能紊乱的夹脊穴，还有很重要的膀胱经上的许多腧穴，这些腧穴依脏腑位置上下排列，是运行气血、联络五脏六腑的通路，因此刺激这些穴位可起到振奋五脏六腑的阳气的作用。调理背部也是一种极好的排毒方法，因为背部有膀胱经，而膀胱经是人体最大的排毒通道。经常敲打后背，不仅能舒筋活络，解除疲劳，促进血液循环，增强新陈代谢，排除体内毒素，还能解除便秘。

敲打后背的时候，可以将手握成拳头自上而下轻轻地敲打，力度不宜过大，也可以使用专门敲打背部的工具，或者选择阳光明媚，空气宜人处，通过后背撞墙或撞树来振奋阳气，增强脏腑功能。

摇摆背部

在地上铺一条毯子，地面不要太硬，坐好后双腿弯曲，双手扶住膝盖，重心落在尾骨和坐骨之间，也就是我们的臀部下面，把左脚和右脚抬起来，大腿一定要靠近小腹，保持这个动作前后摇摆。

每天摇摆 3 ~ 5 分钟，每次活动后会感觉到背部发热，这就表明气血疏通了，背部发热的时候阳气自然而然生发。

双手搓腰打通后背中部枢纽

申时双手搓后腰直到发热，这里是命门穴、肾俞穴的所在，是督脉、膀胱经中部的枢纽。督脉和膀胱经只是个通道，本身并无能量，需要肾气的推动才能完成阳气生发和排毒的功能。因此刺激命门穴、肾俞穴是最简单直接的办法，也是打通后背经络最重要的穴位！

【 顶峰式

顶峰式是极佳的头倒立预备姿势，也是头倒立的最佳代替动作。在颈部不承受压力的状态下，让头部适应增大的血流量，快速消除疲劳，恢复精力。

`主要动作`: 四肢着地成跪姿，脚趾触地。两膝、两脚分开与胯同宽，手臂和大腿都与地面垂直。手指可并拢或尽力张开。吸气时，手掌下压，抬高髋部和臀部，挺直双腿，脚趾点地，脚跟上提。呼气时，重心后移至双腿，自然地呼吸。身体形成山峰那样的三角形，臀部是最高点。

头部在两臂之间，脸朝着两脚的方向。在舒适的范围内，慢慢地把右脚跟压向地面，同时弯左膝，再把左脚跟压向地面，弯右膝，同时提起右脚跟，这是一次，重复 10 ~ 20 次。保持颈部放松，把体重均匀地分布在双手上。

`动作提示`: 双手用力下压时身体上提；髋部前移时体会腿后肌群的伸展在增加；保持动作时，将重心后移，更多体重落在脚后跟上。

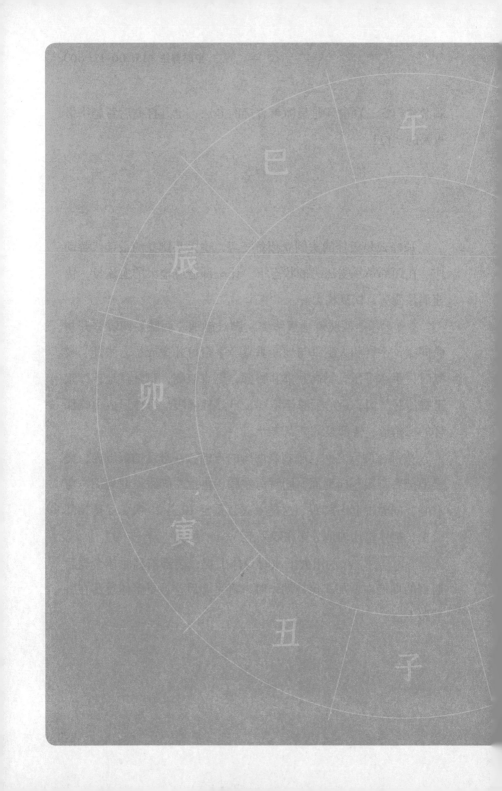

申

酉

戌

酉时养生
（17: 00~19: 00）

① 酉时总论

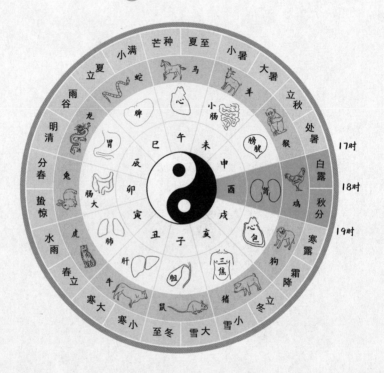

酉时：十二时辰的第十个时辰，17点到19点，此时足少阴肾经（简称肾经）当令。

酉时又名日入，即夕阳西下，太阳落山的时候，此时因为没有了太阳光的照射，所以温度开始下降，天地生成阴凉之气，忙碌了一天的人们也要准备回家休息，我们的身体也卸下了膀胱经的"防备"，进入肾经的"封藏"时刻。如果说早晨5～7点的卯时代表人体"开门"阳气生发的时间，那么下午5～7点的酉时则是人体"关门"藏精静养的时间，调养休息，储藏脏腑精华，不宜过劳。

酉时，足少阴肾经当令，肾经是人体协调阴阳的经脉，也是维持体内水液代谢平衡的主要经络，人体经过申时膀胱经泻火排毒之后，到酉时肾经开始储藏精华，保住肾精至关重要。如果此时肾不封藏阳气，很容易被阴气侵袭，而导致肾气阴阳失调，引发各种各样的肾脏疾病。

《黄帝内经》云："肾主封藏。"在酉时，人体把在五脏六腑中活跃的元气集合到了一起，收集在肾经之中。这就好比"倦鸟归巢"，鸟儿出去飞累了，总归是要回到鸟巢里好好休息的，养好了精力，才能再出去觅食。人体也一样，从早晨起来的那一刻开始，五脏六腑就在"高速运转"着，没有喘息的时刻，到了酉时，可以让我们彻底放松，让五脏六腑消耗了的元气到肾脏那里充电。

肾为先天之本，肾是身体的"根"，只有根健硕，才能源源不断地汲取营养来供给身体，所以酉时我们一定要照顾好肾经这条健康之"根"。

我们来看一下古文的"酉"字：

"酉"字的本义是酒器（酒坛子），引申指"酒（用粮食或水

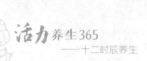

果等发酵制成的含乙醇的饮料）",又引申指"成熟,老"。古文的"酉"字可以和前面讲过的"卯"字连起来理解。《说文解字》："卯为春门,万物已出。酉为秋门,万物已入。一,闭门象也。"所以古文的"酉"字是个闭门的意象。

② 对应节气：秋分

　　每年的 9 月 23 日前后,太阳到达黄经 180° 时,进入"秋分"节气。"秋分"与"春分"一样,都是古人最早确立的节气。按《春秋繁露·阴阳出入上下篇》云："秋分者,阴阳相伴也,故昼夜均而寒暑平。""秋分"的意思有二。

　　一是按我国古代以立春、立夏、立秋、立冬为四季开始划分四季,秋分日居于秋季 90 天之中,平分了秋季。

　　二是此时一天 24 小时昼夜均分,各 12 小时。此日同"春分"日一样,"秋分"日阳光几乎直射赤道,此日后,阳光直射位置南移,北半球昼短夜长。

　　我国古代将秋分分为三候："一候雷始收声;二候蛰虫坯户;三候水始涸。"古人认为雷是因为阳气盛而发声,秋分后阴气开始旺盛,所以不再打雷了。第二候中的"坯"字是细土的意思,就是说由于天气变冷,蛰居的小虫开始藏入穴中,并且用细土将洞口封起来以防寒气侵入。"水始涸"是说此时降雨量开始减少,由于天气干燥,水气蒸发快,所以湖泊与河流中的水量变少,一些沼泽及水洼处便处于干涸之中。

秋分时节，我国大部分地区已经进入凉爽的秋季，南下的冷空气与逐渐衰减的暖湿空气相遇，产生一次次的降水，气温也逐渐下降。正如人们通常所说的那样，到了"一场秋雨一场寒"的时候，但秋分之后的日降水量不会很大。

在这个时段，全国许多地区都开始进入了降水少的时段。秋分之后，我国大部分地区，包括江南、华南地区（热带气旋带来暴雨除外）的降雨日数和降雨量进入了减少的时段，河湖的水位开始下降，有些季节性河湖甚至会逐渐干涸。

秋分，正是收获的大好时节。农民朋友们要及时抢收秋收作物，避免遭受早霜冻和连绵阴雨的危害；还要适时早播种冬作物，为来年丰产奠定基础。

据史书记载，早在周朝，古代帝王就有春分祭日、夏至祭地、秋分祭月、冬至祭天的习俗。其祭祀的场所称为日坛、地坛、月坛、天坛，分设在东、南、西、北四个方向。北京的月坛就是明清皇帝祭月的地方。《礼记》载："天子春朝日，秋夕月。朝日之朝，夕月之夕。"这里的夕月之夕，指的正是夜晚祭祀月亮。这种风俗不仅为宫廷及上层贵族所奉行，随着社会的发展，也逐渐影响到民间。

"酉"对应秋分前后。人体同自然天地的变化是相通的，从酉时起便开始进入秋冬收敛收藏的时机。此时身体所表现出来的病变则是肾的收藏功能出现了问题。

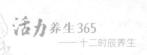
③ 对应属相：鸡

　　酉时是指 17 ~ 19 点。在地支中，酉居第十位。在十二生肖中，酉时对应的属相是鸡。在酉时，太阳落山了，鸡开始归窝、夜宿。这便是"酉鸡"一说的由来。鸡归窝的这个时辰，正属于肾经当令。大量气血流注肾经，因而正是藏精养肾的最佳时机。

　　酉时，肾经当令。上灯酉时，酉，象形，金文字形，像酒坛形。"酉"是汉字的一个部首，多与酒或因发酵而制成的食物有关。这是肾虚者补肾的最好时机。肾主骨，要注意预防骨关节疾病，咸养肾，过咸伤肾，晚饭宜吃少、味清淡，可以喝点粥，多吃黑豆类食品。

④ 对应脏腑：肾

肾是藏精、主水和纳气的宝库

　　肾主藏，是生养身体的根本，五脏六腑之精华皆由肾所秘藏，是身体的"能量库"。肾所藏之精有先天之精和后天之精。先天之精来自父母，是与生俱来的；后天之精来源于水谷精微，由脾胃化生，转输至五脏六腑，成为脏腑之精。肾所藏之精可化为肾气，肾气的充盈与否与人体的生、长、壮、老、死的生命过程密切相关。人在七八岁的时候，由于肾气逐渐充盈旺盛，所以会有换牙长发的变化；到了十四五岁，发育到青春期，肾气充盈旺盛，开始产生能促使人体性功能发育成熟的物质——天癸。这时男子就能产生精子，女子开始排卵，性功能逐渐成熟并有生殖能力；到了四五十岁的时候，由于肾气开始衰弱，性功能以及生殖能力日益低下进而逐渐消失。由此可见，肾气衰弱，人就会开始衰老，肾气枯竭，人也就接近生命的尽头。

随着年龄的增长，人们会出现肾虚的症状。而现在有许多年轻人也多肾虚，罪魁祸首就是不良的生活方式。现代人所承受的身心压力已经使人身心疲惫、精力衰退了，再加上不合理的起居、饮食习惯以及日益严重的工业污染，肾虚的症状也就更多地出现在年轻人身上。

肾主藏精。什么是精？人的精，就像家里的"钱"，具有物物交换功能。人体细胞组织哪里出现问题，"精"就会变成它或帮助它。精是人体中最具有创造力的一个原始力量，当你需要什么的时候，把精调出来就可以转变成这个东西。比如你缺红细胞，精就会转变成红细胞。从另外一个角度讲，元气藏于肾，元气是我们天生带来的，也就是所谓"人活一口气"，所以大家到一定年龄阶段都讲究补肾，而身体自有一套系统，经脉如果不通畅的话，吃多少补品都没用，一定要看自己的消化吸收能力。

肾精足的一个表现就是志向。比如，老人精不足就会志向不高远，小孩子精足志向就高远。所以人要做大事，首先就是要保住自己的肾精。肾弱的人要注意保养，此时吃豆类、喝老母鸡汤可以补肾气，是养元气的好时机。元气不足需要补，而能否有效地补元气，还要看消化吸收的能力，所以补肾的关键是脾胃健康正常。

中医认为，唾为肾之液，有滋润皮毛、五官，滋养内脏、骨髓以及脑髓的作用。唾液充沛，人的皮肤就饱满、年轻而滋润；反之则干瘪起皱、易于老化。唾液不仅要节省，还要酿造，方法就是叩齿，也就是空口咬牙，叩完齿后，将口中的津液分为三小口徐徐咽下，每天早晚各做 35 次。

现代人经常说自己肾虚，无论是调侃，还是真有症状，肾虚无疑已经成为现代人常说的流行语了。什么是肾虚呢？从中医角度来看，只要是肾的精、气、阴、阳虚衰不足，就可称为肾虚。

肾虚是指肾功能不够或低下。肾虚表现为一系列特定症状，临床上根据这些症状评判一个人是否肾虚。俗话说十男九虚，肾虚在成年男子中尤为常见。成年女性中，特别是中年女性也是十有八九患有不同程度的肾虚。

一直以来，人们都忽视了女性对肾脏的保健，其实，作为人身体脏器之一的肾，对于女性而言，有着更为重要的意义。

人体的精气主要储存在肾脏中，人的精、气、神都来源于肾。有些女性从小就体质虚弱，常年小病缠身，又不懂得养生之道，导致体内阳气不足，出现肾虚症状。究其原因，还与工作压力偏大有关。很多女性在职场中承担了大量的重要工作，不得不经常加班熬夜，再加上锻炼不足、营养不足、心态调整不及时，直接导致体内精气消耗过大，肾脏长期处于超负荷运行状态。久而久之，入不敷出，就自然形成了肾虚。在哺乳期的女性中，这种现象也非常普遍。仔细分析，这些女性为了照顾好孩子，往往没有充足的睡眠，有的甚至整夜处于半醒半睡状态。时间一长，身体就承受不了，严重透支的结果就可导致肾虚。

现代医学认为，工作环境的好坏也与肾脏的健康息息相关。有些职业女性长期在密不通风的写字间工作，被迫吸入大量有害物质，如二氧化碳、有毒粉尘等。这就很容易诱发肾脏免疫功能下降，长此以往，就会导致肾炎。肾就无法再储藏足够的精气，肾虚也就是很自然的事情了。

与男性肾虚相似，女性肾虚也有阴虚与阳虚的区别。一般说来，阳虚的女性主要有如下表现：非常怕冷，经常感冒，精神萎靡，皮肤干燥，眼圈发黑，头发脱落；阴虚的女性主要有如下表现：腰膝酸软，头晕耳鸣，手心与脚心偏热，便秘，月经失调。

中医认为，肾为先天之本，肾主持着人体诸多极为重要的功能。女性的一些特有的生理现象更是离不开肾功能的发挥，如月经、妊娠、分娩、哺乳等。

女子以血为本，以气为用，气血是月经、孕育、分泌乳汁的物质基础，而肾藏精，精化血、化气，是经、孕、产、乳的先决条件，只有肾气旺盛，经、孕、产、乳功能才能正常。

对于女性而言，肾虚给人体带来的最大危害莫过于影响生育能力。中医认为，肾藏精，主生殖。女性生殖系统是在精气的呵护下逐渐发育成熟的，肾精不足就会影响生殖能力。因此，女性尤其要注意肾脏保健，不要把它当成事不关己的事情，改变这个错误的观念，是促进肾脏健康的基础。

对于肾精的培补，"清心"与"寡欲"是最好的进补。所谓的"清心"就是指口味一定要清淡，不要吃太辛辣和太咸的东西，因为这会对肾精造成耗损。同时，要"寡欲"，不要总是戴着有"色"的眼镜去看人，更不要带着有"色"的思维。此外，适当运动，健肾强身，在冬季尤其要注重锻炼身体，以取得养筋健骨、舒筋活络、畅通血脉、增强自身抵抗力之效。锻炼时运动量要适当，散步、慢跑、做健身操、打太极拳都是很好的运动方式，只要持之以恒，一定能达到健身强体的目的。

一个人在洗澡或者在寒风中常有哆嗦、打喷嚏等现象，这多是肾寒所致。从中医的观点来看，打喷嚏实际上是身体通过自身组织实现自我"赈灾"的行为，通过打喷嚏这样的方式，将肾之阳紧急抽调出来，以驱寒御邪。所以，打喷嚏是肾寒的象征。

我们常说"未老先衰"，指的是一个人肾中的精气早衰，那么，"延年益寿"就要使人的精力比他的正常值更加旺盛才能达到。自古以来，长寿的秘诀秘方基本上都是从这个角度出发的。常言道"预防胜于治疗"，中医一直提倡的就是治未病，在第一时间清楚自己肾的情况是非常重要的。下面有个肾脏情况好坏小总结，你一看便知分晓。

当肾脏出现问题时，大腿两侧会酸、软、无力，经常发痒。无法把气送到胸口与肺结合，我们的呼吸会慢慢不顺畅，时间久了以后肺里面的气管就会自然闭锁，气管闭锁空气就不易进来，人就会感觉到窒息，必须"干咳"来缓解。气不足不能与膀胱结合，易导致膀胱中括约肌的细胞代谢死亡而造成松弛，排尿状况不好，频尿，时间长了以后细胞会慢慢坏死，最后发展为尿失禁。

有些人早上起床，脚后跟会不舒服。这是这么回事呢？原来，人在休息时，血液是在肝处，肾脏会暂时缺血，起床须把血液送至全身，由于肾脏不好，气太弱，血液来得太慢，关节失血自然就会僵硬，活动一下，血液循环到了关节处才会轻松。生活中，我们经常可以见到那些坐不住的人，其实他们是消耗肾气太多，或肾虚。时间久了，肾脏越来越不好，气越来越弱，手脚就会开始冰凉，尤其到了冬天特别冰冷。时间长了，坐也不是，站也不是，走也不是，肯定会造成神经受伤。以致晚上睡觉入睡困难，好不容易睡着了，一点点声音就会被吵醒，即使睡着了，整夜都在做梦，睡跟没睡一样，每天都很累。

"视觉"也是由肾脏直接控制的，肾有问题，不能将肾水送达到眼睛，眼会觉得干、酸、涩，慢慢视力就会模糊，严重时会出现黑影，叫作"飞蚊症"，时间长了以后压力会越来越大，造成"青光眼"。还要说明一点，很多男人都知道"男抖穷"之说，为什么他们还忍不住会抖呢？其实不是因为他们不怕穷，也不是因为他们不迷信，而是因为肾经出了问题，肾经不足的人的身体组织系统就采取了"抖"的方式来刺激阳气的生发，跟人要打哈欠是类似的道理。

⑤ 对应经络：足少阴肾经

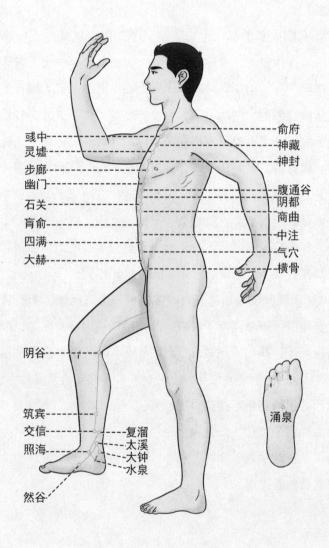

俞府
神藏
神封
腹通谷
阴都
商曲
中注
气穴
横骨

彧中
灵墟
步廊
幽门
石关
肓俞
四满
大赫

阴谷

筑宾
交信
照海
复溜
太溪
大钟
水泉
然谷

涌泉

肾经起于足小趾之下，交于足底心及脚内侧，绕过内踝（脚跟内侧），沿着小腿及大腿的最内侧，上行至脊骨的最底部，并进入体内，与肾联系，出于盆骨，沿着腹部上行至胸上方（内锁骨处）。另一支脉则在体内从肾上行至肝、横膈膜、肺、喉咙，直至舌根部。此外，还有一小支脉从肺部分出，与心及心包相连接。

【 涌泉 —— 肾经经气的"泉眼"

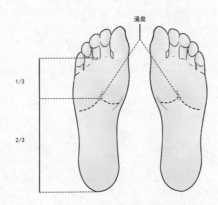

定位： 在足底部，卷足时足前部凹陷处，约足底 2、3 趾趾缝纹头端与足跟连线的前 1/3 与后 2/3 交点上。

主治： （1）顶心头痛，眩晕，昏厥，癫狂，小儿惊风，失眠。

（2）便秘，小便不利。

（3）咽喉肿痛，舌干，失音。

（4）足心热。

按摩手法： 利用涌泉穴养生治病的方法有很多，下面介绍一些常用的方法。

（1）指揉法。用大拇指揉按涌泉穴，顺时针揉60次，再逆时针揉60次，速度保持在每分钟60次左右，每天1～2次。

（2）拍打法。用双手掌自然轻缓地拍打涌泉穴，以足底部有热感为适宜。需要注意的是手掌要保持空心状态来拍打足底。

（3）熏洗法。用热盐水浸泡双侧涌泉穴。热盐水以自己能适应为度，加少许食盐，每日临睡觉前浸泡15～30分钟。

太溪 —— 肾经经气充盛的"必经之路"

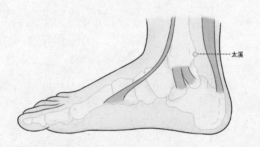

太溪

定位： 在内踝高点与跟腱之间的凹陷中。

主治：（1）月经不调，遗精，阳痿，小便频数，消渴，泄泻，腰痛。

（2）头痛，目眩，耳聋，耳鸣，咽喉肿痛，齿痛，失眠。

（3）咳喘，咯血。

按摩手法： 太溪主要用来补阴，所以不要用灸，因为灸是热性刺激，容易伤阴，最好是按揉。按揉太溪，将四指放在脚背上，大拇指弯曲，从上往下刮按，按揉时一定要有痛感，每天早晚各按 1 ~ 3 分钟。

大钟——治疗慢性疾病的保健穴

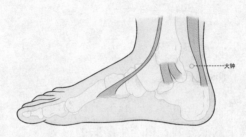

大钟

定位：在足内侧，内踝后下方，当跟腱附着部的内侧前方凹陷处。

主治：（1）癃闭，遗尿，便秘。

（2）咯血，气喘。

（3）痴呆，嗜卧。

（4）足跟痛。

操作：按揉大钟穴 30 ~ 50 次，也可用指腹按压此穴 6 秒钟，然后慢慢松开，如此反复按压，不拘时做。

照海——滋阴清热，调治失眠

定位：内踝尖下 1 寸，内踝尖下方凹陷处。

主治：（1）月经不调，痛经，带下，阴挺，阴痒，小便频数，癃闭。

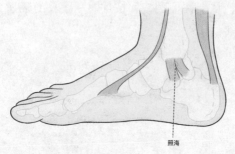

照海

（2）咽喉干痛，目赤肿痛。

（3）痈症，失眠。

操作：坐在床上，屈膝，脚底平踏在床面，用双手拇指分别按揉两侧内踝下的照海穴，以产生酸胀的感觉为宜，每天坚持按揉1～3次。在按揉照海穴的时候，要闭紧嘴巴，不能说话，如果感觉到口腔里有唾液了，一定要咽下去。

复溜——补肾利水，治疗水肿

定位：正坐垂足或仰卧位，在太溪上2寸，当跟腱之前缘处取穴。

主治：（1）水肿，腹胀，泄泻。

（2）盗汗，热病无汗或汗出不止。

（3）下肢痿痹。

操作：坐位屈膝，以拇指指腹点揉复溜穴。点揉的力度要均匀、柔

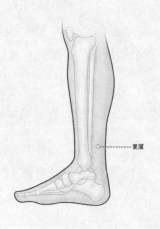

复溜

和、浸透，使力气达深层部分，以有酸痛感为佳。早晚各1次，每次点揉3～5分钟，两侧复溜穴交替点揉。

大赫——治疗男性疾病有奇效

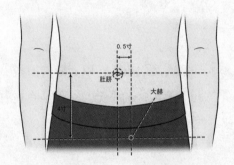

定位：在下腹部，脐中下4寸，前正中线旁开0.5寸。

主治：遗精，阳痿，阴挺，带下。

操作：仰躺，用双手四个指头轻轻压揉此穴，早晚各1次，每次5分钟。

俞府——潜伏在肺脏的"间谍"

定位：在胸部，锁骨下缘，前正中线旁开2寸。

主治：（1）咳嗽，气喘，胸痛。

（2）呕吐。

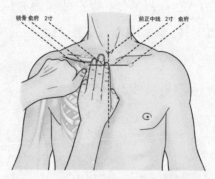

锁骨 俞府 2寸　　　前正中线 2寸 俞府

操作： 正坐或仰卧，举起双手，用大拇指的指尖垂直揉按胸前两侧，锁骨下穴位，有酸痛的感觉。每天早晚左右穴位各揉按3 ~ 5分钟，或者两侧穴位同时揉按。

6 养生要点

【泡脚温肾

在民间，一直流传着"热水泡脚，赛吃人参"的说法。实践证明，这种说法并不夸张。中医也有类似论述："一年四季沐足：春天洗脚，开阳固脱；夏天洗脚，暑理可祛；秋天洗脚，肺润肠濡；冬天洗脚，丹田湿灼。"对于老年人来说，养生重在养肾，而泡热水脚则是养肾最为简便易行的好方法。按照中医的说法，泡热水脚可以促进心肾相交。心肾相交，自然水火相济，促使阴阳和合。

足部是足三阴经、足三阳经的起止点，与全身所有脏腑经络均有密切关系，用热水泡脚，有调整脏腑功能、增强体质的作用。生活中，有些人习惯在泡脚时把脚泡得通红，并以为水温越高，效果越好。而事实上，泡脚水不能太热，以40℃左右为宜，不要太烫。泡到要出汗还没有出汗的时候停止，效果最好，可以去寒气，通经络。

每晚用热水泡脚，可以给劳累了一天的各个脏腑送去最实在的关怀，同时，泡脚后会睡得很香，又可以提高人体的免疫力。现在洗浴的方便使很多人从不单独泡脚，而洗澡及泡澡使全身皮肤血管扩张，血液大多流向肢体，内脏及脑就容易出现缺血的症状。所以，过度疲劳、身体虚弱者在洗澡或泡澡时容易出现头晕、心慌、乏力等症状。

泡脚还有一个实际的好处就是在睡觉的时候不会感到冷，所谓脚暖心不寒；泡脚的同时搓后腰，搓热手掌，在后腰上下搓摩3～5分钟。"腰为肾之府"，搓腰可以疏通经络、行气活血、温肾壮阳、排出体内的寒湿；而肾经起于足底，泡脚可以避寒气侵袭，日久对改善腰部怕冷、腰酸背痛等症很有帮助。

睡觉补肾

每晚临睡前将两手背紧靠腰部，仰卧于床上，5～10分钟后其热感会逐渐传遍全身。

外劳宫穴，也就是手背对应掌心的地方，脏腑积有寒气热

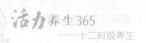

气，皆能和解。将两手外劳宫穴紧贴腰部肾区，双掌的热量直接温煦二肾，不仅能将肾内寒气祛除，还能促进睡眠。

提肛益肾

就像忍大便一样，将肛门向上提，然后放松，接着再往上提，一提一松，提的时候吸气，松的时候呼气。每次做 50 次提肛运动，随时都可以进行。

唐代医家孙思邈在《枕中方》中提到"谷道宜常撮"，孙思邈认为，肛门位于人体督脉上，而督脉为阳脉之海，具有调节全身诸阳经气血的作用。谷道即直肠到肛门的一部分，常撮谷道可以提升中气，强壮脏腑，调节气血阴阳。

揉耳健肾

在休息时，用双手捏、搓、拉、揉整个耳部 3 分钟，不拘泥手法，以自己感觉不太疼为宜。耳朵会变红，直至有温热感，最好也会觉得颈部和腰背部有热热的感觉，此时气血通畅，舒服至极。

肾开窍于耳，耳是六条阳经经脉的所聚之处。经常按摩耳朵可起到健肾养身的作用。

人这一生，会经历肾气不足到肾气足，再到肾气不足，最后到肾气枯竭而亡整个过程。肾气是我们生存的根本，减少欲望，淡泊宁静，使肾精消耗慢点，才是养肾的法门。

叩齿吞津

叩齿的时候脸部肌肉得到锻炼，有助于保持面部紧实，不容易松弛。同时还能强化咀嚼能力，按摩牙龈，让牙根更稳固。

中医认为叩齿时产生的唾液是津液，如果体内津液不足，就会出现缺水的情况，整个人很干燥，比如口干、眼干、头发干枯等。而喝水时补充的是水分，和唾液还是有差别的，所以要坚持叩齿滋阴养肾，促进水火既济。

"白玉凿边有玉泉，涓涓育我渡长年""赤龙搅天池"，李时珍把这种方法叫作"清水灌灵根"。明代的名医龚居中解释说："津即咽下，在心化血，在肝明目，在脾养神，在肺助气，在肾生精，自然百骸调畅，诸病不生。"

具体方法： 使舌在口腔内搅动，等到口腔内满是唾液时，便分三次将唾液咽下，并用意念将其送到丹田。这个方法看似简单，但是作用巨大。一方面，简便易行，任何时间都可以做，不用花钱。另一方面，咽下唾液能增强人体五脏的功能。所以，叩齿吞津既能养生，又能治病。

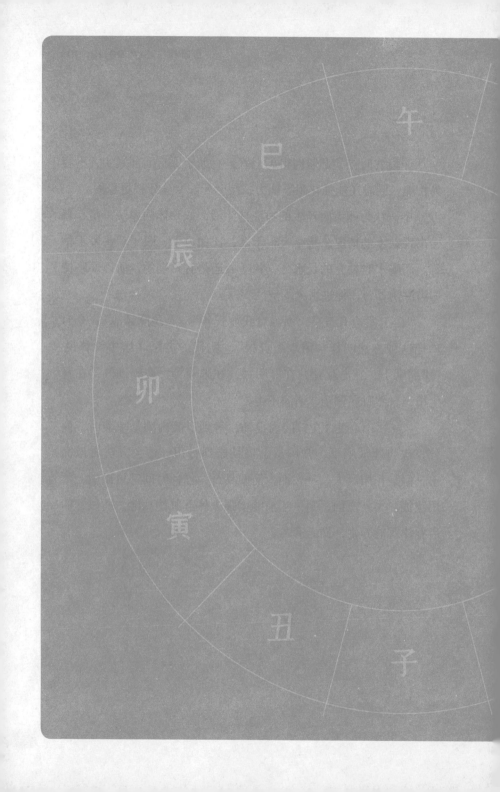

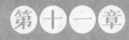

第十一章

戌时养生
（19: 00~21: 00）

申

酉

戌

1 戌时总论

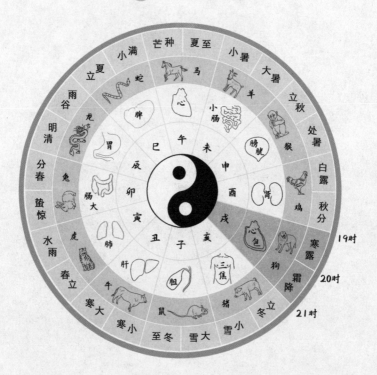

戌时：十二时辰的第十一个时辰，19点到21点，此时手厥阴心包经（简称心包经）当令。

戌时是夜幕降临"阴气正盛，阳气将尽"的时段，按照"天人相应、天人合一"的生命法则，戌时是调养生息的最佳时机。"日出而作，日落而息"，到了一天的黄昏时分，已经回家休息，在戌时准备入睡或进入浅睡眠状态。这种天人相应的生活习惯最健康、最养生。

戌时大部分人应该把一天的事情都忙完了，正在家里好好休息，紧张忙碌了一天的经络也能渐渐地放松下来。现在轮到心包经当令，由它掌管气血盛衰。《黄帝内经》提到："膻中者，臣使之官，喜乐出焉。""膻中"指心包，心产生的喜乐情绪便是从这里发出来的，故又称为"心在志主喜"。心包包裹并护卫着心，好像君主的"内臣"，能够传达君主的旨意。所以说，心包好比古代皇帝的"左膀右臂"，很多重大的决策都是心包经这位臣使代心行事。

有时心包经虽受邪但不会马上出现问题。初期可能只是心里发慌甚至一点儿症状都没有，但长期下去，就会发展为心脏病、冠心病等。有些人常常感到胸闷或心跳加快，这往往就是心脏病的前兆，如果再不好好休息，大问题就会出现，如果已经到了心脏病、冠心病的阶段，再想把心功能恢复如前，就不大可能了。

所以我们要提前对心进行保养，保养心脏，可以说戌时是最佳的时候了。戌时心包经当令，此时心包经的气血最盛，这个时候按揉心包经上的穴位，效果会更好。注意按揉心包经不要在晚饭后立刻就做，这样会影响气血的运行，最好在晚饭半小时后施行。

戌时养生要注意促进心包经脉络的气血畅通，促进血液循环，改善心包经的功能。戌时应注意保持心情的愉悦和舒畅，建议用打太极拳、看书、听音乐、和亲密的人聊天等方式来放松心情，释放压力。这样可以驱除外邪，使心保持良好的状态。

除此之外，"凉脚先伤心"，戌时最好用热水泡泡脚，中国有"养树需护根，养人需护脚""热水洗脚，胜吃补药"等说法，可

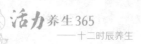

见热水泡脚的保健功效。用热水泡脚，不但可以促进脚部血液循环，降低局部肌肉张力，而且对消除疲劳、改善睡眠大有裨益。

总之，戌时是保健的好时候，要保持心情愉快，关键是不要生气，晚餐不宜油腻过饱，饭后散步，或者家人聚在一起，心平气和地聊聊天，可以缓解压力，保持心情舒畅。在此时敲打、按摩心包经，可促进血液循环。

我们来看一下小篆的"戌"字：

戌字的构形源自古代一种兵器"戈"，带杀伐之气，其意象就是灭杀一切。《说文解字》说："戌，灭也。"因戌时"阴气正盛，阳气将尽"，阴主静，阳主动，所以人体应顺应天地之阴阳变化静以养身，注意休息，颐养心神。

② 对应节气：寒露

每年的10月8日前后（10月8～9日）太阳移至黄经195°时为二十四节气的寒露。"寒露"的意思是，此时期的气温比"白露"时更低，地面的露水更冷，快要凝结成霜了。

如果说"白露"节气标志着炎热向凉爽的过渡，暑气尚不曾完全消尽，早晨可见露珠晶莹闪光。那么"寒露"节气则是天气转凉的象征，标志着天气由凉爽向寒冷过渡，露珠寒光四射，如俗语所说的那样，"寒露寒露，遍地冷露"。

白露时节天气转凉，开始出现露水，到了寒露，则露水增多，且气温更低。此时我国有些地区会出现霜冻，北方已呈现深秋景象，白云红叶，偶见早霜；南方也秋意渐浓，蝉噤荷残。

"斗指寒甲为寒露，斯时露寒而冷，将欲凝结，故名寒露。""露气寒冷，将凝结也。"由于寒露的到来，气候由热转寒，万物随寒气增长，逐渐萧落，这是热与冷交替的季节。在自然界中，阴阳之气开始转变，阳气渐退，阴气渐生，我们人体的生理活动也要适应自然界的变化，以确保体内的生理（阴阳）平衡。

在四时养生中强调"春夏养阳，秋冬养阴"。因此，秋季时节必须注意保养体内之阳气。当气候变冷时，正是人体阳气收敛、阴精潜藏于内之时，应以保养阴精为主，也就是说，寒露养生不能离开"养收"这一原则。

③ 对应属相：狗

"狗不嫌家贫"的忠诚，让狗拥有积极的正面形象，成语中有描写为君主奔走的"犬马之劳"，有比喻臣子眷恋君上的"犬马之恋"……陶渊明在《桃花源记》中写了这样一句话"阡陌交通，鸡犬相闻"，仿佛没有狗就没有完整的田园生活。

狗不仅扮演着打猎、看家的角色，还是中华文化中不可缺少的生肖文化和符号象征，除此之外，它们还承担起疏导情感的功能，成为纯粹的宠物。生肖，体现了中国的民间信仰和古老智慧。忠诚的另一面是愚忠，即便如此，仍不妨碍它在人们心目中和生活中的地位，狗永远是人类最信赖的动物朋友。

百病生于气，而心包最容易受气，所谓"受气包"也。心是脏腑中的"皇帝"，皇帝的健康发生问题，整个国家就可能发生危机。同样，心包一旦成了"受气包"，各种毛病就会从心包蔓延开来，引发更多的麻烦。

心包经在戌时最兴旺，可清除心脏周围外邪，使心脏处于完好状态。此时一定要保持心情舒畅，尽量释放压力。另外，还可通过对心包经进行按摩来调养心包，加强心脏的功能，保护心脏。

④ 对应脏腑：心包

《黄帝内经》中说："心包为心之外膜，附有脉络，气血通行之道。邪不能容，容之心伤。"心包因其部位最接近于心，不仅是人体宗气的汇聚地，还能协助心肺传输气血，协调阴阳，使精神愉快，因此称之为"臣使之官"。心包能代心行事和代心受邪，所以心脏如果出现了问题，会第一时间体现在心包上。如果心包受风邪、湿邪干扰，可能会得风湿性心脏病；心包受水湿之邪入侵，可能会诱发心包积液；心包受寒邪侵入，可能会阻塞血管，引发心绞痛。

《黄帝内经》中讲："诸邪之在于心者，皆在于心之包络。"这句话告诉我们，心包经可保护心脏，使其不受外邪侵入；如有外邪侵入，心包经则首当其冲掩护心脏。因此，心包经的另一个重要功能就是代心受邪。如果把心脏比喻成皇上，心包经就是御前侍卫。一旦有危险出现，心包经就会保护心脏不受伤害，挡住危险。因此，心脏病最先表现在心包经上，心包经之病叫"心中憺憺大动"，患者会感到心慌。

心包与心脏相表里，是为心脏遮风挡雨的门户。把心包经保护好了，心脏就好了。心是不受邪的，那么谁来受邪呢？心包来受邪。很多人出现心脏的毛病都可以归纳为心包经的病。如果你心脏跳得特别厉害，那就是心包受邪了，先是心怦怦地跳，然后毛病沿着心包经一直走下去。从脏走到腑，这就是中医治病的原则。故心包经被誉为人体的"救命之经"。

从心包与心的名称上可以看出二者是有一定关联的，其实中医所说的心包就是心外面的一层薄膜，当外邪侵入时，心包就要挡在心的前面首当其冲。所以，很多心脏上的毛病都可以归纳为心包上的疾病。如果不明原因地感觉心慌或者心似乎要跳出胸膛，这就肯定是心包受邪引起的，不是心脏的病。

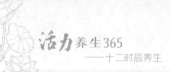

5 **对应经络：手厥阴心包经**

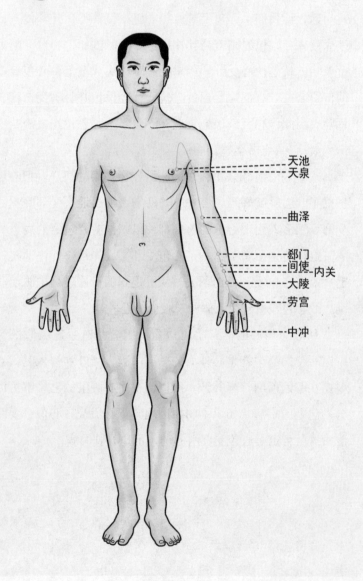

天池
天泉

曲泽

郄门
间使 — 内关
大陵

劳宫

中冲

　　手厥阴心包经是心脏的保护神，能够代心受过，替心承受侵袭，它起始于胸腔，浅出于心包，通过膈肌，经历胸部、上腹和下腹，散络上、中、下三焦。《灵枢·经脉》有关此经的病候记载："手心热，臂、肘挛急，腋肿，甚则胸胁支满，心中憺憺大动，面赤，目黄，喜笑不休。"此经穴可主治胸部、心血管系统、精神神经系统和本经经脉所经过部位的病症。如心痛、心悸、心胸烦闷、癫狂、呕吐、热病、疮病及肘臂挛痛等。

心包经的循行

　　心主的经脉叫手厥阴心包经，起于胸中，出属心包络，下膈膜，依次联络上、中、下三焦。手厥阴心包经的经筋，起始于手中指端，沿指上行，通过掌后与手太阴经筋相并行，积聚于肘的内侧，上行臂的内侧而结于腋下，从腋下前后布散挟于胁肋；其支筋，入于腋下，散布胸中，结于贲门。它的一条支脉，从胸中横出至胁部，再走行到腋下3寸处，此后再向上循行，抵达腋窝部，然后再沿着上臂的内侧，在手太阴肺经与手少阴心经这两条经脉的中间向下循行，进入肘中，再沿着前臂内侧两筋的中间下行，入于掌中，再沿着中指直达其末端。又一支脉，从掌内沿无名指直达指尖，与手少阳经相接。

郄门——急性心脏疾病按压郄门

　　定位: 在前臂掌侧，当曲泽与大陵的连线上，腕横纹上5寸。掌长肌腱与桡侧腕屈肌腱之间。

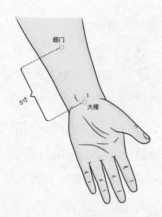

主治：（1）心痛，心悸，疔疮，癫痫。

（2）呕血，咯血。

操作：用右手大拇指按住该穴，左手手腕向内侧转动 45° 再返回，以 1 分钟 60 下的频次重复该动作，左、右各按 1 分钟。

【曲泽——治疗中暑

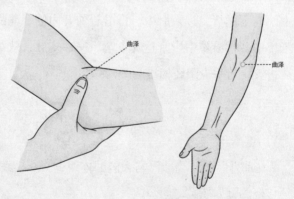

定位：曲泽在肘横纹中，当肱二头肌腱的尺侧缘。

主治：（1）心痛，心悸。

（2）热病，中暑。

（3）胃痛，呕吐，泄泻。

（4）肘臂疼痛。

操作：中暑后，可以用右手大拇指先按住左手曲泽穴，然后左手手腕向内转动，就可以按揉到此穴，按揉此穴时要有疼痛感。

【大陵——清除口臭】

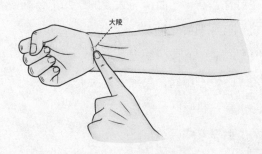

大陵

定位：在腕掌横纹的中点处，当掌长肌腱与桡侧腕屈肌腱之间。

主治：（1）心痛，心悸，癫狂，疮疡。

（2）胃痛，呕吐。

（3）手腕麻痛，胸胁胀痛。

操作：正坐，手平伸，手掌心向上，轻轻握拳，用另一只手握住手腕处，四指在外，大拇指弯曲，用指尖或者指甲尖垂直掐按穴位，有刺痛感。先左后右每天早晚两侧穴位各掐按一次，每次 1 ~ 3 分钟。

【 内关——"心灵手巧"靠内关 】

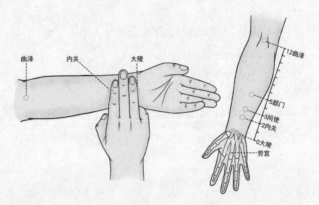

定位： 在前臂掌侧，当曲泽与大陵的连线上，腕横纹上2寸，掌长肌腱与桡侧腕屈肌腱之间。

主治：（1）心痛，心悸，胸闷。

（2）眩晕，癫痫，失眠，偏头痛。

（3）胃痛，呕吐，呃逆。

（4）肘臂挛痛。

按摩手法： 大拇指垂直按在内关穴上，用指尖按压并配合点按与揉的动作。值得注意的是，按摩内关穴一定要得气，也就是要有酸胀感，当心脏不适，如出现胸闷、心悸、心前区压迫感，点揉两侧内关穴可得到一定缓解。另外，进行穴位按摩时，注意指甲一定要短，不能过长，以防止划伤皮肤。

平时也可通过按揉内关穴来保养心脏，用大拇指按揉对侧内关穴，持续半分钟，然后松开。如此一按一放，每次至少按揉3分钟，两手交替进行，先左后右，注意操作时不可憋气。

【劳宫——"应激穴"】

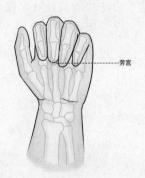

劳宫

定位: 在手掌心，第 2、3 掌骨之间偏于第 3 掌骨，握拳屈指时中指指尖处。

主治: （1）口疮，口臭，鼻衄。

（2）癫痫，癫狂，中风昏迷，中暑。

（3）心痛，呕吐。

按摩手法: 用食指指腹搓劳宫。或者将双手掌心相对，互相摩擦，直至劳宫穴有温热感即可。

下面介绍几个按压劳宫穴的小方法。

（1）每晚戌时，先擦热双手掌，右手掌按摩左劳宫，左手掌按摩右劳宫各 36 次，可使心火下降，促进睡眠。

（2）先将右手放在左手心上，拇指和食指在左手拇指外边，其他三指按在劳宫穴上。稍加力度搓摩至手发热为度，然后以同法用左手搓摩右手。要持之以恒，坚持每天早晚两次按摩方可获得效果。这个方法可降血压健脑。

（3）两只手心搓热以后，用手心捂住眼睛 1 ~ 3 分钟，可以养护眼睛，使眼睛感到湿润，有明目润燥的作用。看电脑屏幕或看书用眼累了，用这个方法也能很快缓解眼疲劳、眼干涩。

【 中冲 —— 开窍醒神的"急救穴"

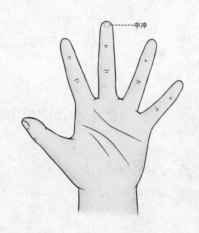

定位： 在中指掌侧指尖端的中央。

主治：（1）中风昏迷，中暑，小儿惊风，热病。

（2）心烦，心痛。

（3）舌强肿痛。

按摩手法： 一般以徐出徐入点按或平揉手法为宜，每次按压3～5分钟。此穴取穴方便，左手按右手，右手按左手，甚至一只手也可以按。即用左手的大拇指点按左手的中冲穴，右手的大拇指点按右手的中冲穴，十分方便。若平时心脏有不适，应立即点按中冲、内关以救急。

⑥ 养生要点

端坐敛心气，闭目可养神

《黄帝内经》强调："心者，五脏六腑之大主也，精神之所舍也。"也就是说，心包含了人所有的精神，是精神的寓所。养生实践证明，双手平放在双腿上，盘腿而坐，可以安心神，补元气。

现代人工作忙碌，生活方面也很辛苦。从养生的角度来看，最好每天抽一点时间，静下心来，端坐收敛心气，闭目摄养精神。这种方法看似简单，却能安心神、补元气，适合男女老少。尤其是上班族，每天抽一刻钟端坐静养，不但能放松身心，而且能缓解一天的疲劳。这对于提高工作效率，也有着明显的促进作用。

具体如何操作呢？首先，应选择一个相对安静的环境，切忌吵闹。其次，选择一个舒适自然的坐姿。能盘腿的就盘腿而坐，不会盘腿的就端坐。双手自然放在双腿上，双目微闭。接着，调整意念和呼吸，平心静气，摒除一切私心杂念。选择腹式呼吸法：吸气时用鼻子缓缓吸气，随之收腹；呼气时用口慢慢呼气，随之松腹。呼吸要自然、均衡，切忌大起大落。在时间上最好选择戌时，晚餐后半小时进行，此时属于心包经当令，养生效果自然更好。一般每天练习1次，每次15分钟。练完之后，神清气爽，如能长期坚持，效果更为显著。

【 戌时补土，既补养脾胃又呵护胃气

《黄帝内经》认为，人体的脏腑经络与天干地支、十二时辰是相互对应的。戌时，应是饭后休息的阶段，是养胃的好时候。戌时气血流注心包经，心包经属火，脾胃属土，火生土，所以在戌时补土，也就是借火补土，以调养脾胃、补益胃气。早一点吃晚餐，不要晚于戌时，同时要少吃、清淡，才能更好地补益脾胃。

戌时补土可起到事半功倍的效果。足三里是足阳明胃经的主要穴位之一，在戌时按摩足三里能调理脾胃、补中益气、通经活络、祛风除湿、扶正祛邪。

还可以敲打胃经。路径可以从锁骨下，顺两乳，过腹部，到两腿正面，一直敲到脚踝。敲打胃经可稍用力，不仅可以补土，还有美容减肥的功效，可谓一举多得。

除此之外，还可在戌时揉腹，有助于调节胃部气化功能，以补养脾胃。方法为：左手按在腹部，手心对着肚脐。先按顺时针方向，绕脐揉腹 100 次，由小圈到大圈，再由大圈到小圈，然后再逆时针方向按揉 100 次。也可把右手叠放在左手上，按揉时，用力要适度。

注意力集中，呼吸自然，持之以恒，一定会收到明显的健身效果。顺时针绕肚脐揉腹，以通为主，可促进胃肠道气的通畅；逆时针绕肚脐揉腹，则以补为主，可起到健脾作用，便秘患者，多顺时针揉。

《黄帝内经》认为，人体的腹部为"五脏六腑之宫城，阴阳气血之发源"。脾胃为人体后天之本，胃所受纳的水谷精微，能维持人体正常的生理功能。脾胃又是人体气机升降的枢纽，只有升清降浊，方能气化正常，健康长寿快乐。所以唐代名医孙思邈说："腹宜常摩，可去百病。"

应注意的是，饱食或空腹不宜施行，腹部患有炎症、阑尾炎、肠梗阻、急性腹痛、内脏恶性肿瘤等最好不要揉腹。揉腹时，出现腹内温热感、饥饿感，或产生肠鸣、排气等，属于正常反应。

青龙探爪阴阳和——运行气血、平衡阴阳

操作：上臂伸直，与躯体呈80°，肘部微屈，手心向上，从上臂至手掌心拍打手三阴经，翻掌，手心向下，从手背至上臂拍打手三阳经。依次拍打手三阴经、手三阳经，先左后右，每侧上肢拍打9次，重复7遍。

要领：目视拍动之手，击打动作要有弹性，力度稍大。

中医认为，心包主"喜乐出焉"，就是我们的快乐都是从胸口的膻中穴这里出来的。所以，有句老话叫心花怒放，其着眼点就是指膻中穴。膻中对于人体是非常重要的地方，西医的角度就相当于胸腺。要想气顺或者出现胸闷、咳喘、吐逆、心悸时，击打膻中穴50～100次，这叫作"振膻中"。振几十次，把郁气振出来，我们的心情就会改善。

当我们刚刚开始生气的时候，是表现在肝经上的气，俗话说

就是两肋胀疼。但是真正生大气的就是在胸口，那一口大气就是憋在了膻中穴。经常按摩膻中穴，气就顺了。得胃病时，胃生气是第一表现，为什么生气了影响到胃？生气本来是肝生气，脾胃为土，肝为木，在五行里就是木克土。

生气的表现就是食欲差，肝气太盛就吃不下饭。还有些人胃病表现为吃得很多，不知道饱，中医称胃呆。还有，对那些比较郁闷的人，我们平常可以多弹拨腋下的极泉穴，极泉穴为心经上的穴位，是解郁的大穴。在这里多弹拨几下，然后拍打两臂前缘的中线，或用空拳沿着手臂的中线慢慢地拍下来，就能够化解心郁。

戌时搓手，心脏无忧

大道至简，道家学派的"无为而无所不为"是其最高境界。要想"无所不为"，你就得在"无为"上下功夫，简单的东西却有大道理。

在戌时搓搓手，可以打通手部气血，不仅可以保持手部的灵活性，还可以保证心脏健康。每天戌时，两掌相对，前后匀速摩擦，搓热后，再掌心掌背翻腕匀速摩擦，搓至发热。如此循环反复15分钟。这个方法对畅通手三阳经、手三阴经效果很好，手爱得冻疮的朋友，经常做这个动作不仅能锻炼心功能，还能有效预防冻疮的发生。

人体有十二正经，手上有六条，都通于心胸，常言说"十指连心"，是有其经络依据的。我们现在看到的经络图都是一般意义上的表述，其实经络在人体是互相贯通的。

《黄帝内经》指出，三焦经起于无名指尖端，上出两指中间，沿手背至腕部，出前臂外侧两骨的中间，向上穿过肘，沿上臂外侧上肩，至面部眉梢外侧的丝竹空穴；另一支相交于足少阳胆经的肩井穴，入缺盆，向下分布于两乳之间的膻中与心包相联系。

这也说明了经络之间的关联性。就是因为经络之间存在这种关联性，我们平时做的某一局部的按摩或刺激才有意义，这样就能实现通过某一局部来调理全身机体状态的养生保健，从而为我们保持自身健康提供了途径。

如果人体是一棵树，手指就是枝杈，如果枝杈还很灵活的话，就表明气血可以流到各个部位。所以手要非常灵活才可以，老人没事就练手指，而且手最能给人治病，所以说手到病除。中国古人端坐时就是把两只手放在膝盖上，这是一个很好的坐姿，这就是在不自觉地进行治疗，当你几个手指都放在这个位置上，当膝盖暖起来的时候，整个人就都顺了，有人说人老腿先老就是这个道理。

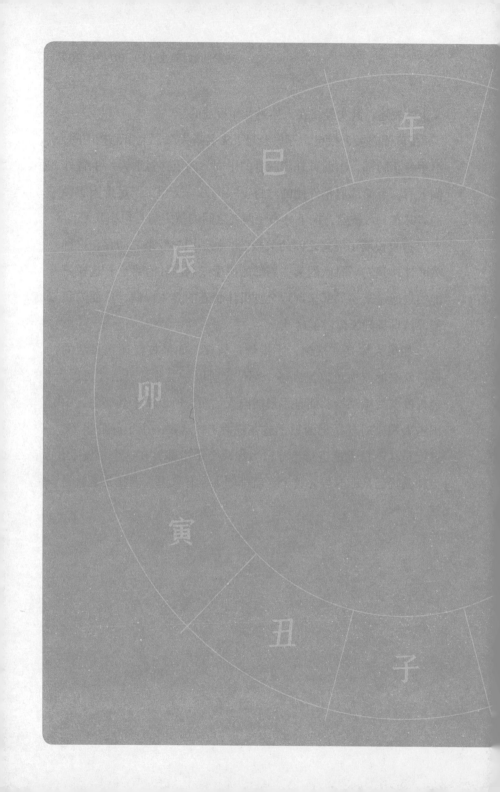

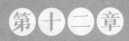

第十二章

亥时养生
（21: 00~23: 00）

① 亥时总论

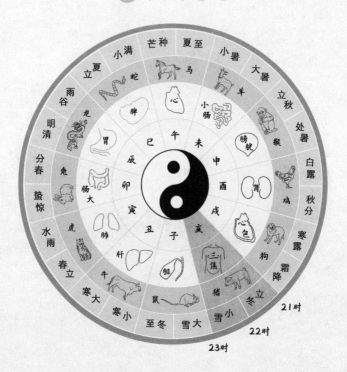

亥时：十二时辰的最后一个时辰，21点至23点，此时手少阳三焦经（简称三焦经）当令。又名人定。

此时夜深人静，阴气趋于顶峰并逐渐衰弱，阳气最为微弱而又开始慢慢滋生。因此，亥时堪称天地阴阳交接的时辰。

人们常常说的当日事当日毕，就是在亥时要结束当天的活动，准备休息，所以叫人定时分。人定时分就是为即将到来的新的一天做好准备，相当于为子时赢在起跑线做好充分的放松准备。

现代研究表明，从亥时之初也就是 21 点开始，是人体细胞休养生息、推陈出新的时间。而且在亥时三焦可通百脉，在亥时睡眠，百脉就会得到休养生息，对人的身体是十分有益的。

亥时三焦经当令，三焦是六腑中最大的腑，具有主持诸气，疏通水道的作用。三焦经掌管人体诸气，是六气运转的终点。亥时睡觉，三焦经通畅即水火交融、阴阳调和、身体健康。

我们来看一下小篆的"亥"字：

上面一短一长两横，可以看作是阴阳二气的代表。阴阳的下边分左右两部分，左边是怀孕的女人，右边是一个男人，抱着左边怀孕的女人。所谓"亥而生子，复从一也"。

❷ 对应节气：立冬

立冬，是二十四节气中的第十九个节气，斗柄指向西北方位，太阳黄经达 225°，于每年公历 11 月 7～8 日交节。立冬是季节类节气，表示自此进入了冬季。立，建始也；冬，终也，万物收藏也。立冬，意味着生气开始闭蓄，万物进入休养、收藏状态。气候也由秋季少雨干燥向阴雨寒冻的冬季气候转变。

立冬后，日照时间将继续缩短，正午太阳高度继续降低。由于地表储存的热量还有一定的能量，所以一般初冬时期还不是很冷；随着时间推移，冷空气活动逐渐频繁，气温下降趋势加快。

立冬是冬季的第一个节气，代表着冬季的开始。立冬也是我国民间非常重视的季节节点之一，是享受丰收、休养生息的时节，通过冬季的休养，期待来年生活得兴旺如意。立冬在古代社会是四时八节之一，是个非常重要的节气，在我国部分地区有祭祖、饮宴等习俗。

我国古代将立冬分为三候："一候水始冰；二候地始冻；三候雉入大水为蜃。"此节气水已经能结成冰；土地也开始冻结；三候"雉入大水为蜃"中的雉即指野鸡一类的大鸟，蜃为大蛤，立冬后，野鸡一类的大鸟便不多见了，而海边却可以看到外表与野鸡的线条及颜色相似的大蛤。

对"立冬"的理解，我们还不能仅仅停留在冬天开始的意思上。追根溯源，古人对"立"的理解与现代人一样，是建立、开始的意思。但"冬"字就不那么简单了，在古籍《月令七十二候集解》中对"冬"的解释是："冬，终也，万物收藏也"，意思是说秋季作物全部收晒完毕，收藏入库，动物也已藏起来准备冬眠。看来，立冬不仅仅代表着冬天的来临，完整地说，立冬是表示冬季开始，万物收藏，规避寒冷的意思。

顺应日出日落的变化，并与变化的时空和谐相处，才能保护好生命的活力，有利于生命健康。亥时，在一天中就是"日冬"，相当于在生机潜伏、万物闭藏的冬季里，做到养精蓄锐，阳气内藏，保证充足的睡眠，并注意身体的保暖，以免阳气外泄。

3 对应属相: 猪

猪在十二生肖中位居最后一位，与十二地支配属"亥"，所以又称"猪时"。亥时天地间进入一片混沌的状态，如同果实包裹着果核，亥时黑夜包裹着世间万物。猪是只知道吃混沌的生物，所以猪成了亥时的属相。这时候猪睡得最酣，发出的鼾声最洪亮，全身肌肉抖动得最厉害、长肉最快，于是亥时属猪，并有"居无豕，不成家"的说法。

甲骨文中的猪——豕

自从有了文字之后，猪就理所当然地进入我们祖先的文字记载中。在甲骨文中，先人们创造了"豕"字。"豕"字就是一个猪的抽象轮廓图，它突出了猪的主要特征：大腹、垂尾、短足。

猪是人类最早驯化的动物之一，与马、牛、羊、鸡、犬并称"六畜"，为六畜之首。猪自古与人类关系密切，从原始父系氏族社会到近代，猪一直是人们夸耀财富的标志。汉字"家"古时的写法是人字形的屋顶下一个"豕"字，即屋里有豕方可为家。"家"的字形说明了人与猪的关系和生活状态。从古至今，人们总是把猪养在离自己卧室最近的地方，甚至同在一个屋顶下，以便于照料。后来因规模饲养和考虑到卫生问题，人与猪才拉开距离。

猪驯化的历史很长，早在母系氏族社会时期，人们就开始把野猪驯化成家猪。浙江余姚县河姆渡新石器文化遗址出土有造型生动的陶猪，这头陶猪腹部下垂至地，头肥大，拱嘴，作挪动身躯状，憨笨之状可掬，已接近今天的家养肥猪了。可见中国人驯化猪的历史少说也有7000年了。

猪最大的特点就是吃了睡，睡了吃，一天24小时，多数时间处于睡觉状态。人劳累一天，到亥时，就应该好好休息，养阴了。

到了亥时你就是要懒，要享受，要睡得像猪一样的香。只有在这个前提下，才可以让子时的阳气生发，才可能孕育第二天新的生机。从亥时开始，生命进入了新的轮回。

④ 对应脏腑：三焦

"三焦"是中医藏象学说中一个特有的名词，是上焦、中焦和下焦的合称，即将躯干划分为3个部位，横膈以上为上焦，由脖子根部开始直通心窝处，包含心肺等呼吸系统和循环系统；中焦由心窝横膈开始至肚脐为止，包含脾、胃等消化系统；下焦由肚脐至耻骨终止，包含肝、肾及大肠、小肠、膀胱等泌尿排泄系统。

三焦是人体气血运行的要道，为"决渎之官"，管理水道和主气，也是六腑中最大的脏腑。《黄帝内经》中说："三焦者，确有一腑，盖脏腑之外，躯壳之内，包罗脏腑，一腔之大腑也。"这里所谓"包罗脏腑"，指的是包覆各个脏腑的外膜，它们本身是一种油脂体膜，可以起到保护脏腑的作用，所以称为"焦"。三焦油膜可以完整包覆整个体腔，所以比五脏六腑还要大，故又称之为"大腑"。

三焦是个如此重要的"大腑"，那么它在人体中有什么作用呢？《黄帝内经》中说：三焦者，决渎之官，水道出焉。即三焦是主管全身水道通畅的官。人体中的水液要想正常排泄，与三焦的作用是分不开的。

上焦如雾

《内经》云："上焦出于胃上口，并咽以上，贯膈而布胸中。"意思是说，上焦位于横膈以上，包括心、肺、胸、头面部及上肢。"上焦开发，宣五谷味，熏肤，充身，泽毛，若雾露之溉，是谓气。"这说明上焦的主要功能是如雾霭般敷布、灌溉水谷精气至全身，以温养肌肤、骨节，通调腠理。由于上焦生理位置的特点，它主管心、肺系统的气血输布。

著名的温病学派叶天士说过："温邪上受，首先犯肺，逆传心包。"也就是说，温邪侵犯时，肺卫首当其冲，且易逆传心包。这也很好地解释了为什么很多小儿由于简单的感冒发热而诱发心肌炎等心脏病。但是，无论是肺也好，心脏也罢，这些在中医看来都是归上焦管的"事"。所以，保养好上焦，就是保护好心、肺的门户。

上焦"失守"的时候，最容易出现的疾病就是发热。"悲则心系急，肺布叶举，而上焦不通，荣卫不散，热气在中，故气消矣。""有所劳倦，形气衰少，谷气不盛，上焦不行，下脘不通，胃气热，热气熏胸中，故内热。"无论是情绪悲伤，还是劳倦过度，都容易造成上焦闭塞不通，气机不畅，荣卫之气停留于胃中，令胃气热而导致内热，郁而化热，引起发热。所以，保养上焦的方法就是开宣上焦，调畅气机。

从情志上来看，悲伤容易耗伤肺气，从而损害上焦；而大喜又让心神涣散，也会扰乱上焦气机。所以，在亥时尤忌大悲大喜，这也很符合日常养生的原则，否则上焦就容易出毛病。

此外，"辛入于胃，其气走于上焦……与气俱行，故辛入而与汗俱出"，辛味具有疏通上焦、开发腠理的作用。因此，上焦闭阻、腠理不通的疾病应考虑选用辛味药物疏通。上焦闭塞的人可以在晚餐时适当食用一点辛辣之品，让郁热随汗而出。

中焦如沤

"中焦者，在胃中脘，不上不下，主腐熟水谷。"中焦是指横膈以下、脐以上的部位，包括脾、胃、肝、胆等脏腑。《黄帝内经》中说："中焦亦并胃中，此所受气者，泌糟粕，蒸津液，化其精微，上注于肺脉，乃化而为血，以奉生身。"此句概括了中焦的功能，即"中焦如沤"。"沤"，是浸泡的意思。所谓"如沤"，是形容中焦脾胃腐熟和运化水谷，需要像沤田一样，才能化生气血。由于中焦脾胃能化生水谷精微与气血，所以又称"中焦主化"。

由于中焦主运化，所以饮食保健对于中焦而言尤为重要。临床上很多患者的舌苔发腻，尤其是舌中央的位置，往往因中焦湿邪所致，多与饮食不节有关。三焦本来就具有通调水道的功效，一旦中焦运化不利，水道失调，水液就容易停滞中焦，从而影响整个身体气血、津液的正常运行。

"治中焦如衡，非平不安。"由于中焦脏腑较多，而且各脏腑很有"个性"，所以只有让每个脏腑都"安分守己""和平共处"，才能够保证中焦的健康。

怎样才能让中焦"太平无事"呢？其实很简单，既然中焦喜欢"平衡"，那么我们就选择性平的食物，不要选择偏寒或偏热的食物，因此面食算得上是首选，因为我们平时所吃的面食是由小麦磨粉制成的，中医认为，小麦味甘、性平，入脾、胃、心、肾、大肠等经，同时也入三焦经。常吃小麦面食可养心安神、健脾养胃、厚肠止泻、和胃止酸、消烦止渴、消肿止痛、益肾补阳，在缓解失眠、腹泻、腰腿痛方面也有相当的效用。

下焦如渎

"下焦如渎"，"渎"指水沟、小渠，意为排水渠道，亦泛指河川，古称"长江""黄河""淮河""济水"为四渎。在前臂有个四渎穴，是三焦经比较重要的穴位，主治呼吸气短、梅核气、前臂疼痛等疾患。

身体内水液代谢的最后一道关卡是"下焦"。

下焦是指胃以下部位，包括大肠、小肠、肾、膀胱等。由于肝肾同源，肝与肾在生理、病理上相互联系，故又将肝归属于下焦。《黄帝内经》中说："下焦者，别回肠，注于膀胱而渗入焉。故水谷者，常并居于胃中，成糟粕，而俱下于大肠而成下焦，渗而俱下，济泌别汁，循下焦而渗入膀胱焉。"

"下焦主泌别清浊，排泄二便"，这个过程实际上包括肾、小肠、大肠、膀胱的功能。故下焦功能的变异，主要表现为肾与膀胱功能的异常，治则以调理肾与膀胱为主。下焦亏虚的人往往会出现排尿、排便功能障碍。有些患者在弥留之际出现二便失禁，其实就是手少阳三焦经经气已绝的表现。

此外，很多人在夜间排尿后会情不自禁地打哆嗦，其实这是下焦将上焦、中焦所产生的热量排出的缘故；而亥时五脏六腑的阳气都很弱，体内五脏六腑的水液运化能力下降，排出的尿液会增多，这样会加重体内阳气的损失。所以，在亥时大家睡前不宜多喝水，喝水不但会增加三焦经的负担，还易造成夜尿增多，耗散阳气而影响睡眠。

三焦司掌后天元气之源，保卫头脑安全。肾是人的先天之气的发源地，三焦将经由食物而获得的后天之气吸收体内，并让其循环内脏。

"肾为先天之本，脾胃是后天之本。"我们人体的元气是发源于肾的，它由先天之精转化而来，又靠后天之精的滋养，是人体之本，生命活力的原动能。而元气在人体里面主要靠三焦来输送到五脏六腑，充养于全身各处，以此来激发和推动各个脏腑组织的正常工作。说得通俗点，三焦、元气、脏腑的关系就像现代的房屋买卖关系，三焦是房屋中介，没有中介的话，元气就到不了脏腑组织那里。三焦还通百脉，人体的一切经脉都有气血灌注，而三焦是气的统帅，换句话说，经脉必然通气血，通气血就必然与三焦相通。

三焦还有通调水道的功能，这个功能很重要，重要在哪里呢？我们全身津液（水）的输布和代谢都由它来管理，津液滋养着我们全身的脏腑组织和器官，也是我们体内废物的代谢承载，如汗液、尿液，如果身体里面的水液代谢不正常了，人不能正常地排尿、排便，这个人的整体状态肯定非常差。大家都知道，那些生活非常有规律，晚上亥时睡觉，早上六七点起床，睡眠充足，排泄（大小便）很有规律的人，他们的气色非常好，脸色红润，皮肤光洁。

亥时三焦经当令，此时三焦经经气最盛，气血主要汇集于此，此时应特别注意三焦经的调养。

简单说，三焦经就是手臂外侧靠无名指那条线。"少阳为枢"，意思是说少阳经是人体的枢纽。手少阳三焦经和足少阳胆经就像一扇门的门轴分布在人体体侧。所以，平时要注意这两条少阳经的通畅，这两条经脉通畅了，就说明机体的枢纽打开了，人体的气血才能正常运行。

⑤ 对应经络：手少阳三焦经

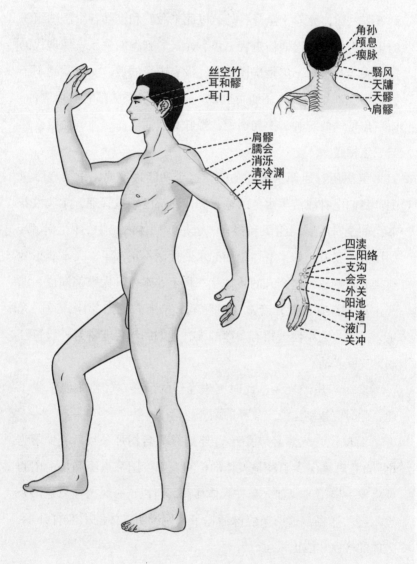

丝空竹
耳和髎
耳门

角孙
颅息
瘈脉

翳风
天牖
天髎
肩髎

肩髎
臑会
消泺
清冷渊
天井

四渎
三阳络
支沟
会宗
外关
阳池
中渚
液门
关冲

手少阳三焦经共有 23 个穴位，其中有 13 个穴位分布在上肢背面，10 个穴位分布在颈部、耳翼后缘、眉毛外端。手少阳三焦经又称为"耳脉"，是耳朵的忠实守护者，它分布于人体体侧，就像一扇门的门轴，起始于无名指末端的关冲，末穴丝竹空。

本经主治热病、头面五官病症和本经经脉所过部位的病症。如头痛、耳聋、耳鸣、目赤肿痛、颊肿、水肿、小便不利、遗尿以及肩臂外侧疼痛等症，进而成为捍卫头脑安全的坚强卫士。按揉三焦经穴相关穴位，可以保障身体健康。

阳池 —— 调动人体能量，不做冰冻美人

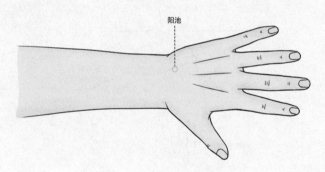

阳池

定位： 在腕背横纹中，指伸肌腱的尺侧缘凹陷处。

主治： 目赤肿痛、耳聋、咽喉肿痛、疟疾、腕痛、消渴等。阳池穴是我们身体内阳气汇聚的一个要穴，适当的按摩可以疏通阳气，清泄体内郁热。

按摩手法： 刺激的方法非常简单，只要以此穴为中心，手背相对相互搓揉，在手背摩擦生热的同时，阳池穴就会得到充分的

刺激，从而达到手、足乃至全身温暖的效果。刺激阳池穴，最好是慢慢地进行按压，时间要长，力度要缓，自然地使力量传到阳池穴内。最好是两手交替进行按压，先以一只手的中指按压另一手的阳池穴，再换过来用另一只手的中指按压这只手的阳池穴。

【 支沟 —— 肠燥型便秘的润滑剂

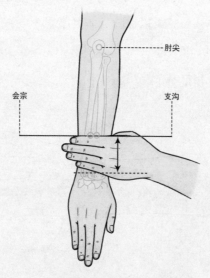

定位： 在前臂背侧，当阳池与肘尖的连线上，腕背横纹上 3寸，尺骨与桡骨之间。

主治： 清利三焦，通腑降逆。主治便秘、胁肋痛、耳聋、耳鸣。

按摩手法： 正坐，手平伸，屈肘，掌心向着自己，指尖向上，肘臂大约弯曲呈 90°，用另外一只手轻握手腕下，拇指在内侧，其余四指在手的外侧，四指弯曲，中指的指尖垂直下压，有酸和痛的感觉。先左后右，每天早晚、两侧穴位各揉按 1 次，每次揉按 1 ~ 3 分钟。

同时配合按摩腹部，仰卧于床上，用右手或双手叠加按于腹部，按顺时针做环形而有节律的抚摩，力量适度，动作流畅，3 ~ 5 分钟。以上的自我按摩法能调理肠胃功能，锻炼腹肌张力，增强体质，尤其适用于慢性便秘的人。但必须坚持早晚各按摩一遍，手法应轻快、灵活，以腹部按摩为主。

丝竹空——大脑"减压穴"

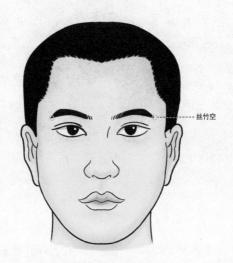

丝竹空

定位：位于人体的面部，眉梢凹陷处，也就是眉尾结束点的凹陷处。侧坐位，在面部，瞳子直上，眉梢凹陷中，按压有酸胀感。

主治：本穴为治疗偏头痛、顽固性失眠及各种目疾的局部常用穴。

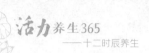
按摩手法: 每天用拇指或中指指端按揉 50 ～ 100 次。

按摩本穴有散风止痛，清热明目功能。现代常用于治疗面神经麻痹、面肌痉挛、结膜炎等。可配伍使用：

（1）目赤肿痛：配瞳子髎、攒竹。

（2）偏头痛：配太阳、外关。

（3）癫痫：配足通谷、太冲。

翳风 —— 防治感冒和面瘫的关键穴

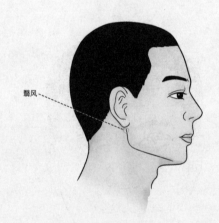

翳风

定位: 位于人体的头部侧面，耳朵下方耳垂后遮住之处，就是乳突与下颌角之间的凹陷处。

主治: 口眼歪斜、牙关紧闭、齿痛、颊肿、耳鸣、耳聋等头面五官疾患。

按摩手法: 用双手拇指或食指缓缓用力按压穴位，缓缓吐气；持续数秒，再慢慢地放手，如此反复操作，或者手指着力于穴位上，做轻柔缓和的环旋转动。每次按摩 10 ~ 15 分钟为宜。此法适用于各种人群，且操作不拘于时，一天之中方便的时候做1 ~ 2 次即可。

【 肩髎 —— 治疗肩周炎有奇效

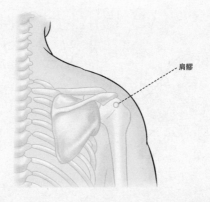

肩髎

定位：肩髎穴位于人体的肩部，当手臂外展时，在肩峰后下方呈现的凹陷处。

主治：肩痛不举。

按摩手法：按摩这个穴位的时候需要站立，用左手触摸右臂肩峰，右手触摸左臂肩峰，用拇指、中指、食指拿捏穴位，两个穴位早晚各 1 次，每次 5 分钟。双侧一定交替进行，因为即使只有一侧患病，这样交替进行的同时也是对肩关节功能活动的一个锻炼。

按摩肩髎穴有祛风湿、通经络的作用，对于臂痛不能举、胁肋疼痛等症状有缓解作用，长期按摩对荨麻疹、脑血管后遗症、胸膜炎等病症也具有明显疗效。同时，可以升清降浊，配合曲池穴可以治疗肩臂痛，配合外关和章门等穴位可以治疗肋间神经痛。

【关冲——内分泌调节穴】

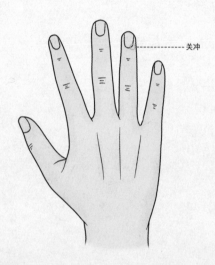

关冲

定位：人体的手环指（无名指）末节尺侧，距指甲角 0.1 寸（指寸）。

主治：泄热开窍，清利喉舌，活血通络。

按摩手法：正坐，举臂屈肘，掌心朝下，放在自己胸前，用另一只手的四指轻抬四指指端，拇指弯曲，用指甲掐按无名指指甲旁的穴位。先左后右，每天早晚两穴位各掐按 1 次，每次掐按 1 ~ 3 分钟。

关冲穴不仅能治疗各种头面部疾病，还对中年女性的更年期症状具有调节作用。常用于治疗咽喉肿痛、头痛、热病及昏厥。

配内关穴、人中穴治中暑、昏厥。配少商、少泽，有泄热利咽的作用，主治咽喉肿痛。配人中、劳宫，有泄热开窍的作用，主治中暑。配风池、商阳，有退热解表的作用，主治热病无汗。

【 耳门——聪耳护耳穴

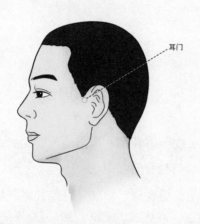

耳门

定位：在面部，当耳屏上切迹的前方，下颌骨髁突后缘，张口有凹陷处。

主治：开窍聪耳，泄热活络。

按摩手法：早晚各揉按1次，每次揉按1~3分钟，也可以两侧同时揉按。

耳门穴常用于治疗中耳炎、颞颌关节功能紊乱症、美尼尔氏症。耳门穴配兑端穴缓解治疗上齿龋；耳门穴配丝竹空穴缓解治疗牙痛。

外关——偏头痛祛痛穴

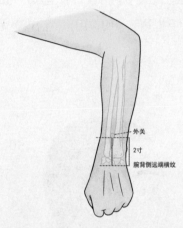

外关
2寸
腕背侧远端横纹

定位: 外关在前臂背侧，当阳池与肘尖的连线上，腕背横纹上2寸处，尺骨与桡骨间隙中点。

主治: 头痛、偏头痛、颊痛、目赤肿痛、耳鸣、耳聋等头面五官疾患；热病；胁肋痛，上肢痹痛，肘部酸痛，手臂疼痛，肋间神经痛；瘰疬。

外关穴配阳池穴、中渚穴缓解治疗手指疼痛、腕关节痛；外关穴配太阳穴、率谷穴缓解治疗偏头痛。

按摩手法: 可以采用推、掐、按、揉的方式，每日5～10次，无须多长时间，目赤肿痛的毛病会在不知不觉中消除。

经常有偏头痛的人，您会发现痛点基本上都在耳朵上面一点儿，而且这块儿的经筋全部拧在一起了，这时，先用大拇指找到痛点，然后边揉边推，先把里面的经筋推开，再揉外关穴，可以缓解头痛。

6 养生要点

睡前瘦身运动

由于三焦经具有通调水道的特殊作用，所以调节三焦经有助于体内多余水分的代谢，能够消除水肿，有利于爱美之人保持健康，恢复苗条身材。

（1）预备式："嘻"字理三焦

"嘻"字读：各家各派有不同的练法。练习前想象自己刚刚中了大奖，发自内心地发出"嘻嘻"声。以呼气时念"嘻"为佳。很多父母在帮小孩子把尿的时候都会自发地长长地念"嘻"字诀，那个状态就很好，"水道出焉"。

（2）韦驮献杵第3势

通过上肢撑举和下肢提踵的动作导引，可调理上、中、下三焦之气，并且可以发动三焦经、手足三阴经、五脏之气。

（3）虎举

两掌向上，如同托举重物，提胸收腹，充分拔长躯体，这时吸入清气；两掌下落时如拉双环，含胸松腹，呼出浊气，气沉丹田。这样一升一降，经常锻炼，能够达到疏通三焦气机、调理三焦功能的效果。在虎举的练习中，手的变化为由虎爪变拳，两掌两臂托举、下按等动作，正是为了激活与调理三焦，改善呼吸和消化系统的功能。

（4）双手托天理三焦

这一式为两手交叉上托，拔伸腰背，提拉胸腹，似伸懒腰状，可以促使全身上下的气机流通，水液布散，从而让周身得到元气和津液的滋养。

具体做法：两脚与肩同宽站立，两臂自然松垂身侧，然后徐徐自左、右侧方上举至头顶，两手手指交叉，翻掌，掌心朝上如托天状，同时顺势踮两脚跟，再将两臂放下复原，同时两脚跟轻轻着地，如此反复多遍。若配合呼吸，则上托时深吸气，复原时深呼气。这个"仰托一度"的动作可以很有效地调理三焦。

（5）"收肛提气"撮谷道，锻炼盆腔肌肉，防治阴道松弛

具体做法：将意念专注于阴道、尿道上。吸气时用力使肛门收缩，如忍大、小便状，呼气时放松，反复20～30次，隔一二分钟再进行一次，每天晚上睡觉前锻炼五六次。锻炼时可采用慢速收缩、快速收缩或两者交叉进行。经过一定时间的锻炼，盆腔肌肉的张力就会大大改善，阴道周围肌肉也就变得丰实、有力，阴道松弛就可以不药而愈了。

当习惯了以后，平时生活中都可以进行，不在于次数的多少，有时间就可以进行上述锻炼。站、坐、卧位均可，睡前、醒后、看电视、听广播、乘车，甚至坐在桌前办公时都可以进行。

调好方位助睡眠

睡眠方位指睡眠时头足的方向位置。睡眠的方位与健康紧密

相关。中国古代养生家根据天人相应、五行相生理论，睡眠时不仅要讲究睡眠方位，床的摆放位置也有讲究。

根据地球磁场的原理，家里床的摆放应该以南北向为好，人睡觉时应该头北脚南，这种睡觉的朝向对人的身体有利。地球是一个无比巨大的磁场，其磁力线由北极出来，经地球表面而进入南极。

人体的生物电流通道与地球磁力线方向相互垂直，地球磁场的磁力就成为人体生物电流的一种阻力，要想恢复正常运行达到新的平衡状态，必须消耗大量的热量，提高代谢能力。长此以往，当机体从外界得不到足够的能量补充，气血运行就会失常，产生病态，同时，为了达到新的平衡状态，消耗的能量以热的形式围绕在床上，使得在睡觉时的温度升高，心里烦躁，难以入睡。根据这个道理，人睡觉时采取头北脚南的姿势，使磁力线平稳地穿过人体，最大限度地减少地球磁场的干扰。人体内的生物大分子就会从杂乱方向的排列改成定向排列，人体内的电流方向即气血运行方向同地球的磁场磁力线平行。睡眠方向顺应了磁力线，在磁场力的作用下，气血运行畅通。这样的睡眠方向，使人体代谢速度降低，能量消耗减少，利于血液通畅，提高睡眠质量。

调好姿势助睡眠

平常人睡觉时最佳睡姿是右卧。右侧卧的优点还在于使心脏在胸腔中受压最小，利于减轻心脏负荷，使心输出量增多。另外，右侧卧时肝下界处于最低位，肝藏血最多，加强了对食物的消化和营养物质的代谢。右侧卧时，胃及十二指肠的出口均在下方，利于胃肠内容物的排空，故《老老恒言》曰："如食后必欲卧，宜右侧以舒脾气。"同时，全身处于放松状态，呼吸匀和，心跳减慢，大脑、心、肺、胃肠、肌肉、骨骼得到充分的休息和氧气供给。

仰卧是最常见的睡卧姿势，也常常被称为僵尸卧。采用这种睡姿，身体和下肢只能固定在伸直部位，不能达到全身休息的目的。在腹腔内压力增高时，仰卧又容易使人产生胸闷、憋得慌的感觉。这样仰卧着，还会自觉不自觉地把手放在胸前，使心肺受压，容易做噩梦。

俯卧时，全身大部分重量压在肋骨和腹部，使胸部和横膈膜受压，影响呼吸，加重心脏负荷。俯卧还会增加腰椎弧度，导致脊椎后方的小关节受压。

当然，对于一个健康人来说，大可不必过分拘泥自己的睡眠姿势，因为一夜之间，人往往不能保持一个固定的姿势睡到天亮，绝大多数的人是在不断变换着睡觉的姿势，这样更有利于解除疲劳。

【静静地坐十分钟，再伸伸懒腰后就寝

静静地坐十分钟，不必发功，也不必练气，是最自在的养生方法。先说明这里所谓的"静静地坐"，并非"静坐"，是纯粹"安静地坐下来"，没有涉及任何的练气打坐或调气功法，所以简

单易学，人人可做，不必担心会不会坐到岔气，或是走火入魔等的困扰。只要在忙完了一天的"俗事"之后，将要就寝之前，先在屋内找一个比较安静的角落静静地坐下来，放松身体，什么事也不想，即使发呆也行，就这样坐十分钟，之后再起来伸伸懒腰，上床睡觉。

脚底踩乾坤，健康行万里

人们常说"脚底是第二心脏"。其实，更准确的说法应为"脚底是身体的全部"。因为脚底集合了身体全部器官的反射区。足底反射区即为身体整个构造被反射投影缩小至某一部分，简单的理解就是头、内脏、肌肉等身体全部器官都和脚有密切的关系。

脚底摩擦

不少人每晚总是心事重重或者烦躁不安，躺在床上难以入睡，辗转反侧，睁着眼睛到天亮。脚底离心脏最远，末梢血液循环不畅时，双脚怕冷，也易患失眠症。失眠时可以将双脚合拢起来相互摩擦，使血液循环畅通，等脚感到温暖时，便可以在短时间内酣然入睡。

具体方法：仰卧在床上，举起双脚，然后用劲相互摩擦。双手也同时进行摩擦则效果更好。用力摩擦 20 次，脚部就可以感到温暖，睡意也就慢慢来临了。

揉搓脚趾

每个人都希望自己的记忆力永远不衰退，以便可以顺利地进行学习和参加考试。而揉搓脚趾就有增强记忆力的作用。

具体方法：可以用手抓住双脚的大脚趾做圆周揉搓运动，每天揉搓几次，每次2~3分钟。还可用手做圆周运动来揉搓小趾外侧，只要在睡觉前揉5分钟就行了。由于记忆力与小脑有关，而小趾又是小脑的反射区，因此揉搓小趾有助于增强记忆力。